Heilsteine bei Elektrosmog

Barbara Newerla

Heilsteine bei Elektrosmog

Was wirklich hilft und nützt

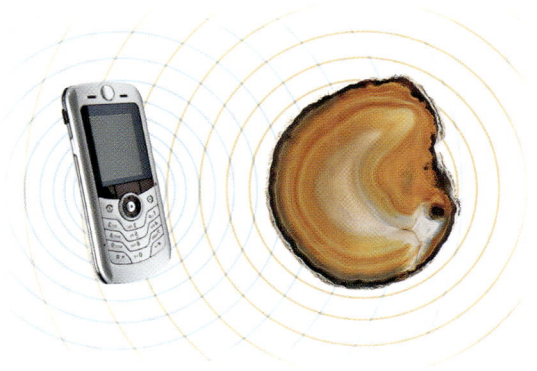

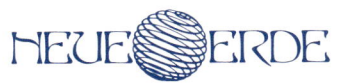

Danksagung

Vielen Dank an Dagmar Fleck und Michael Gienger für ihre wertvolle Unterstützung bei der Auswahl und Zuordnung der passenden Steine. Dadurch, daß sie freigiebig ihr großes Wissen und ihre Erfahrung über die Wirkung der Steine mit mir geteilt haben, konnte dieses Büchlein erst entstehen.

1. Auflage 2009

Barbara Newerla
Heilsteine bei Elektrosmog

© für die deutsche Ausgabe Neue Erde GmbH 2009
Alle Rechte vorbehalten.

Titelseite:
Foto: Claudia von Hofe (Achat), photos.com (Handy)
Gestaltung: Dragon Design, GB

Satz und Gestaltung:
Dragon Design, GB
Gesetzt aus der News Gothic

Bildnachweis:
photos.com/Dragon Design: 8, 11
Barbara Newerla: 9, 25, 26, 28, 31, 32 u., 34 u., 35, 36, 37 M., 37 u., 38 u., 40 u., 43 u., 44, 45 u., 49, 50 o., 59
Fotolia.com: 12, 15, 16, 19
Karola Sieber 22, 29, 34 o., 34 M., 37 o., 38 o., 39, 40 o., 41 o., 45 M., 47 M., 47 u., 50 u.
Dragon Design: 24
Ines Blersch: 32 o., 33 o., 33 u., 38 M., 41 u., 43 o., 45 o., 47 o.,

Gesamtherstellung: L.E.G.O. S.p.A. Lavis (TN)

Printed in Italy

ISBN 978-3-89060-537-1

Neue Erde GmbH
Cecilienstr. 29 · 66111 Saarbrücken · Deutschland · Planet Erde
www.neue-erde.de

Inhalt

Vorwort

Das Thema Strahlung und Elektrosmog ist aktuell wie nie zuvor. Vor allem die explosive Verbreitung der Funktechnik in privaten Anwendungen, Mobilfunk, W-LAN und Bluetooth, macht nachdenklich und wirft die Frage auf, welchen Einfluss dies auf den Menschen und seine Gesundheit haben könnte. All diese Anwendungen arbeiten mit der sogenannten gepulsten Hochfrequenzstrahlung, deren gesundheitliche Auswirkungen umstritten sind und die das Potential hat, das Erbgut zu schädigen.

Aber das Problem ist eigentlich schon älter. Bereits seit den 80er Jahren, als der PC seinen Siegeszug erst in den Büros und später auch im privaten Bereich antrat, machten sich viele Menschen Gedanken zur Strahlenbelastung vor dem Bildschirm.

Als Michael Gienger, Anja Gienger und ich Anfang der 90er Jahre unseren Edelsteingroßhandel gründeten und die Idee des Heilens mit Steinen immer bekannter wurde, lag der Gedanke nahe, die Steine auch zum Schutz vor der Bildschirmstrahlung einzusetzen. Schnell kristallisierten sich einige Steine heraus, die geeignet erschienen. Noch heute gelten sie als die klassischen »Elektrosmogsteine«, obwohl einige neue Erkenntnisse über die Art und Weise ihrer Wirkung seit damals hinzugekommen sind. Inzwischen hat sich außerdem gezeigt, daß es viele weitere Steine gibt, die den Körper unterstützen können und dabei helfen, mit einer Strahlenbelastung besser fertigzuwerden.

Leider gibt es aber auch viele Mißverständnisse zum Gebrauch von Steinen bei Elektrosmog. Hier ist es mir ein großes Anliegen, mit diesem Büchlein mehr Klarheit zu schaffen und über die Möglichkeiten und auch die Grenzen einer sinnvollen Verwendung von Steinen aufzuklären. Dabei kann ich auf eine langjährige Erfahrung sowohl in der Anwendung von Steinen als auch aus der baubiologischen Praxis zurückgreifen.

Was ist Elektrosmog?

Als Elektrosmog bezeichnet man elektrische, magnetische und elektromagnetische Felder.

Diese Felder entstehen, wenn ein elektrisches Gerät betrieben wird oder ein Sender sendet.

Ein Feld ist der Bereich, in dem eine elektrische oder magnetische Kraft wirkt. Bei einem normalen Eisenmagneten, ist es z. B. der Bereich, in dem er in der Lage ist, einen Gegenstand aus Eisen anzuziehen. Bei einem elektrischen oder elektromagnetischen Feld ist es der Bereich, in dem die Strahlung auf einen Gegenstand oder Körper eine meßbare Wirkung ausübt.

Die Stärke des Feldes nimmt mit zunehmendem Abstand zum Verursacher stark ab. Genauso nimmt die schädliche Wirkung des Elektrosmogs ab, je weiter man von der Quelle entfernt ist.

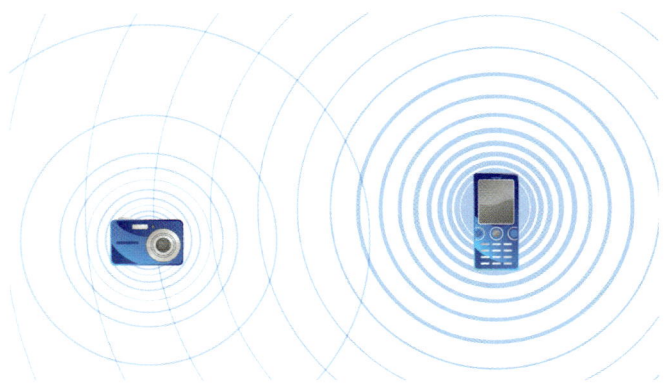

Wie und wo entsteht Elektrosmog?

Elektrosmog entsteht überall wo Strom fließt. Also in einem bestimmten Abstand von:

- ✦ Elektrischen Geräten
- ✦ Kabeln als Zuleitungen zu elektrischen Geräten
- ✦ Elektrischen Leitungen in der Wand und Steckdosen
- ✦ Eisenbahn- und Straßenbahntrassen

Das **magnetische Feld** ist nur vorhanden, wenn der Strom fließt, das heißt, wenn das Gerät eingeschaltet ist oder im Stand-by-Modus betrieben wird.

Das **elektrische Feld** kann leider auch dann vorhanden sein, wenn das Gerät ausgeschaltet ist, aber der Stecker in der Steckdose steckt.

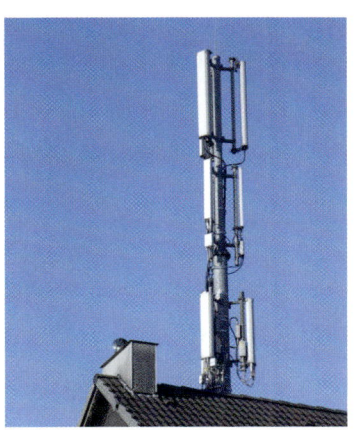

Elektrosmog entsteht auch überall, wo mit Funk gearbeitet wird. Also in einem bestimmten Abstand von Sendern.

Hier kommen das elektrische und magnetische Feld immer gemeinsam vor. Man kann die beiden Feldarten nicht mehr von einander trennen und bezeichnet diese Art der Strahlung dann als **elektromagnetisches Feld**. Es reicht je nach Art und Stärke mehrere hundert Meter bis viele Kilometer weit und kommt vor in der Umgebung von:

◆ Radio- und Fernsehsendern
◆ Mobilfunksendemasten
◆ Radarsendern (in der Nähe von militärischen Anlagen und Flughäfen)
◆ Schnurlosen Telefonen
◆ Access-Points von kabellosen Computernetzwerken und Internetzugängen (W-LAN) z. B. in Bibliotheken, auf öffentlichen Plätzen, in Firmen, auf Flughäfen und Bahnhöfen, in Hotels
◆ W-LAN Karten in Notebooks
◆ W-LAN Routern zu Hause zum kabellosen Surfen im Internet
◆ dLAN (Home Plug)
◆ Kabellose Verbindungen von verschiedenen elektrischen Geräten (Bluetooth), z. B. Drucker, Tastatur, Maus, PC
◆ Beim Telefonieren mit dem Handy

Macht Elektrosmog wirklich krank?

Immer wieder wird behauptet, daß Elektrosmog, und speziell auch die gepulste elektromagnetische Strahlung des Mobilfunks, keine schädlichen Auswirkungen auf den Körper haben könnten. Die Argumentation stützt sich auf die Grundlage, daß die Intensität der Strahlung zu gering sei, um eine Erwärmung oder Überhitzung des Gewebes zu bewirken. Das heißt, es treten keine sofortigen Schäden, wie zum Beispiel Verbrennungen, auf.

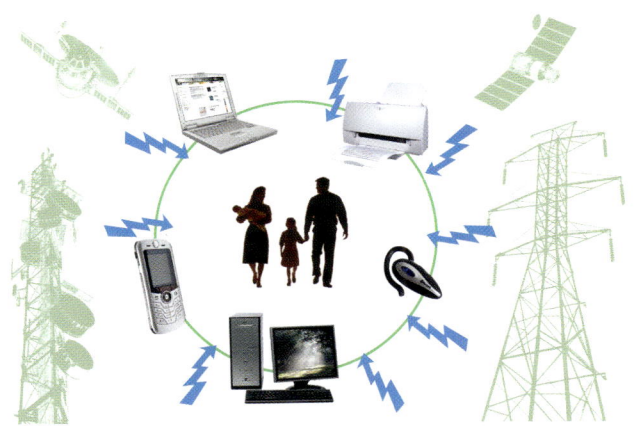

Leider gibt es bisher aber keine Langzeitstudien, die beweisen würden, daß eine Dauerbelastung über viele Jahre völlig unbedenklich ist. Ganz im Gegenteil finden Forscher immer wieder Anzeichen dafür, daß der Körper trotz der niedrigen Intensitäten auf Dauer massiv geschädigt wird.

Außerdem stellen viele Menschen in der Praxis selbst fest, daß sie früher oder später Beschwerden bekommen, die eindeutig mit der Strahlung in Verbindung stehen. Zum Beispiel, wenn ein neuer Mobilfunksendemast in der Umgebung aufgestellt oder ein modernes Schnurlostelefon angeschafft wurde.

Unsere eigene jahrelange praktische Erfahrung als Baubiologen, und die vieler Betroffener, kritischer Ärzte und naturheilkundlich arbeitender Therapeuten spricht zudem eine deutliche Sprache: Elektrosmog ist neben anderen Belastungen unseres modernen Lebens ein wesentlicher Faktor, der den Körper massiv unter Streß setzt und damit viele Erkrankungen begünstigt oder auslöst, beziehungsweise den Heilungsprozeß verhindert.

Was können nun die Folgen einer Elektrosmogbelastung sein? Wie wirkt Elektrosmog? Dieser Frage möchten wir im nächsten Kapitel nachgehen, bevor wir dann im einzelnen auf die Möglichkeiten eingehen, die Steine bieten können.

Symptome einer Elektrosmogbelastung

Die ersten Symptome einer Elektrosmogbelastung sind meist einfach relativ unspezifische Befindlichkeitsstörungen, die nicht mit einem speziellen Krankheitsbild in Zusammenhang gebracht werden können. Das macht es auch oft so schwer, die wahre Ursache der Beschwerden zu erkennen.

Man fühlt sich vielleicht einfach gestreßt, müde und abgeschlagen, hat Kopfschmerzen und/oder Kreislaufprobleme und wird häufiger krank. Auch Ein- und Durchschlafprobleme treten oft auf. Allergien können entstehen oder sich verschlimmern.

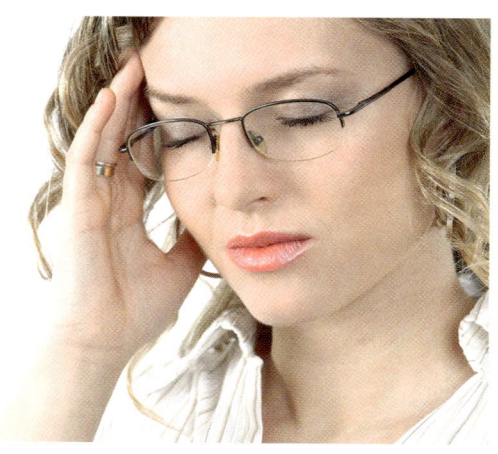

Seelisch kann man sich nervös und gereizt fühlen oder auch traurig und depressiv. All diese Symptome können natürlich auch ganz andere Ursachen haben – oft steckt heute jedoch eine Elektrosmogbelastung dahinter. Schwerwiegende Krankheiten, wie zum Beispiel Krebs oder Autoimmunerkrankungen entwickeln sich dann meist erst nach längerer Zeit oder durch eine Mehrfachbelastung mit anderen schädlichen Umweltfaktoren und psychischen Belastungen.

Wie kommen die beschriebenen Symptome zustande?

Elektrosmog setzt den Körper unter Dauerstreß! Zusätzlich zu den Streßfaktoren unseres modernen Alltags, löst auch eine Strahlenbelastung, etwa durch Elektrosmog, eine Streßreaktion im Körper aus – mit allen kurz- und langfristigen Folgen. Sind wir der Strahlung dauerhaft ausgesetzt, wird diese Streßreaktion immer und immer wieder angeregt. So wird der Streßzustand chronisch und führt erst zu einer dauerhaften Überreizung und schließlich zu einer Erschöpfung des Organismus.

Was ist eine Streßreaktion?

Für den Fall einer akuten Bedrohung hat unser Körper im Lauf der Evolution ein reflexartig ablaufendes Programm entwickelt, um das Überleben zu sichern. Der Körper bereitet sich damit darauf vor, sich entweder zu verteidigen oder zu fliehen. Es werden Hormone ausgeschüttet, die das Herz schneller schlagen lassen, die Haut und innere Organe werden schlechter durchblutet zugunsten der besseren Durchblutung von Muskulatur und Lunge. Der Blutzuckerspiegel steigt, um Energiereserven zu mobilisieren, und Denkvorgänge werden zugunsten von programmierten Reflexhandlungen blockiert. Das heißt, das logische Denken und die Konzentrationsfähigkeit sind herabgesetzt.

Normalerweise werden nun diese Hormone nach Ende der akuten Bedrohung wieder abgebaut, und der Körper findet in sein natürliches Gleichgewicht zurück. Bleibt der Streßzustand durch beständige Stimulation allerdings bestehen, hat das gravierende Langzeitfolgen.

Dauerstreß ist mittlerweile ein ernstzunehmendes Problem unserer modernen westlichen Zivilisationen, und so beschäftigt sich seit vielen Jahren auch die medizinische und psychologische Forschung mit den gesundheitlichen Folgen.

Die Auswirkungen von Dauerstreß und »Elektrostreß«

Streß stört das Gleichgewicht des vegetativen Nervensystems

Das vegetative Nervensystem steuert all jene Funktionen im Körper, welche willentlich nicht beeinflußbar sind, also automatisch ablaufen. Dies sind zum Beispiel: Herztätigkeit, Kreislauf, Blutdruck, Muskelspannung und Temperaturregulation; außerdem die Verdauung und die Aktivität anderer innerer Organe sowie Gleichgewichtssinn, Streßfunktionen, Schlaf-Wach-Rhythmus und andere zeitabhängige Rhythmen. Entsprechend breit gestreut sind die Symptome einer Störung, und jeder Mensch reagiert gemäß seiner Veranlagung unterschiedlich.

Symptome einer Störung des vegetativen Nervensystems können also zum Beispiel sein:

✦ Kopfschmerzen
✦ Verdauungsprobleme
✦ Schlafstörungen
✦ Kreislaufprobleme, hoher oder niedriger Blutdruck
✦ Herzrhythmusstörungen

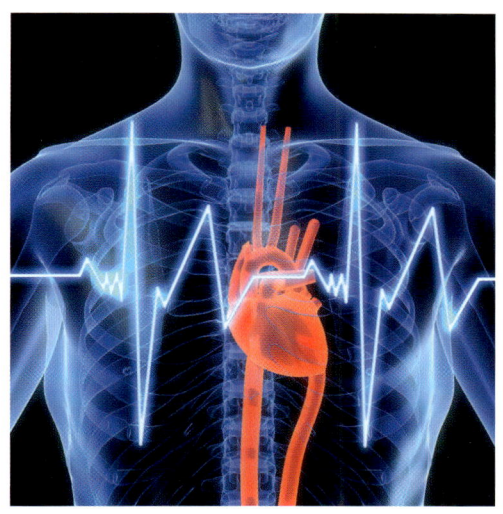

Streß stört den Stoffwechsel, fördert Übersäuerung und Verschlackung

Unter Streß können Stoffwechselprozesse nicht optimal ablaufen, da Durchblutung und Funktion der inneren Organe eingeschränkt ist. Leber, Magen, Darm, Bauchspeicheldrüse und Nieren können also nicht optimal arbeiten, und es entstehen vermehrt saure Stoffwechsel-abfallprodukte, sogenannte Schlacken, die nicht vollständig ausge-schieden werden können und im Bindegewebe eingelagert werden. Dadurch kommt es auf Dauer auch zu einer Übersäuerung des Orga-nismus.

Übersäuerung führt zum Beispiel zu Müdigkeit und Antriebslosigkeit, zu Kopfschmerzen und Schmerzen in Nerven und Gelenken, Verspan-nungen der Muskeln und fördert außerdem chronisch entzündliche Prozesse.

Streß setzt die Funktion des Immunsystems herab

Während einer Streßreaktion wird das Immunsystem auf Sparflamme geschaltet. Bleibt nun der Streß, zum Beispiel durch die dauerhafte Einwirkung von Elektrosmog, längere Zeit bestehen, so hat das fatale Folgen für die Immunabwehr. Chronischer Streß bedingt ein Absinken der Anzahl weißer Blutkörperchen, und bestimmte Botenstoffe werden nicht mehr produziert.

Man steckt also sich leichter an, wird häufiger krank, und Infekte heilen nur langsam oder gar nicht aus und werden chronisch.

Streß belastet die Psyche

Daß Streß nervös und gereizt macht, ist hinlänglich bekannt. Neueste Forschungen haben jetzt aber auch einen Zusammenhang zwischen Streß und Depressionen belegt. Aus der baubiologischen Praxis wissen wir seit langem aus Erfahrung, daß Elektrosmog, vor allem eine starke Belastung mit Hochfrequenz (Handy, Radar, Schnurlostelefon, W-LAN) Depressionen auslösen kann. Inzwischen ist bekannt, daß Dauerstreß, wie er zum Beispiel auch von Elektrosmog hervorgerufen wird, die Produktion von Hormonen beeinflußt. Im Fall von Depressionen spielen hier vor allem das Serotonin und Dopamin eine Rolle. Sie werden nicht mehr in ausreichender Menge produziert, und es kommt zu Depressionen.

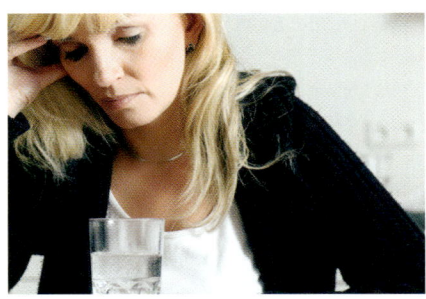

Wie wir im vorangegangenen Kapitel gesehen haben, hat Streß also weitreichende Auswirkungen auf das körperliche und seelische Gleichgewicht. Besteht der Streß eine längere Zeit fort, können sich in der Folge daraus auch schwerwiegende Krankheiten wie Krebs oder Autoimmunerkrankungen entwickeln.

Was tun bei Elektrosmog?

Damit Steine wirklich dauerhaft Hilfe bringen können, ist es unbedingt notwendig, die Strahlenbelastung soweit wie möglich zu reduzieren, denn Steine können Strahlung weder schlucken noch verbrennen oder abschirmen wie oft behauptet wird!
Dies betrifft heutzutage besonders alle Geräte, die mit moderner Funktechnik arbeiten: Handys, Schnurlostelefone, Bluetooth und W-LAN sowie elektrische Geräte und alle elektrischen Installationen im Schlafzimmer.

Einige nützliche Tips dazu finden Sie zum Beispiel in unserem Büchlein »Elektrosmog - Abhilfe leicht gemacht«, das ebenfalls in der gleichen Reihe bei Neue Erde erschienen ist. Es ist ein leicht verständlicher und praktischer Ratgeber für alle, die Elektrosmog reduzieren möchten, ohne sich mit allzu vielen technischen Details zu belasten.
Dabei konzentrieren wir uns auf die wichtigsten Punkte, die heute einen Großteil der besonders schädlichen Strahlenbelastung im häuslichen und beruflichen Umfeld ausmachen. Wir zeigen auf, wie man sinnvoll mit möglichen Strahlenverursachern umgeht und selbst Abhilfe schaffen kann.

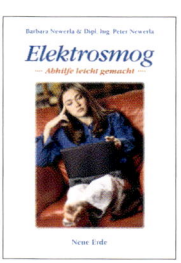

Möchte man sich selbst nicht mit der Thematik auseinandersetzen, kann man auch einen Baubiologen beauftragen, der auf Elektrosmog spezialisiert ist. Dieser kann dann fachgerecht die tatsächliche Belastung messen und Abhilfemaßnahmen empfehlen.

Wie man sich dann zusätzlich mit Steinen wirklich helfen kann, beschreiben wir nun in den folgenden Kapiteln.

Steine und Elektrosmog

Um zu verstehen, wie Steine bei Elektrosmog helfen können, beziehungsweise, was sie nicht leisten können, müssen wir zwischen zwei verschiedenen Wirkmechanismen unterscheiden.

Die physikalische Wirkung

Von einer physikalischen Wirkung sprechen wir, wenn eine Wirkung mit den physischen Sinnen erfaßbar oder mit technischen Meßgeräten nachvollziehbar ist, die nach wissenschaftlich physikalischen Grundsätzen arbeiten. Im Fall von Strahlung heißt das zum Beispiel, daß wir die Stärke des Feldes mit einem geeigneten technischen Meßgerät messen und in einer physikalischen Maßeinheit angeben können, zum Beispiel in $\mu W/m^2$ oder V/m. Im Fall eines Schnurlostelefons kann man zum Beispiel genau sagen, wie viel Strahlung in einem bestimmten Abstand auf den Menschen einwirkt. Schirmt man dann das Gerät mit einem geeigneten Material ab, sieht man einen deutlichen Unterschied im Meßwert.

Die energetische oder feinstoffliche Wirkung

Darüber hinaus gibt es aber auch Strahlungen – wir nennen sie dann eher Schwingungen, die so fein sind, daß sie mit herkömmlichen Meßgeräten nicht zu erfassen sind. Man kennt dieses Phänomen zum Bei-

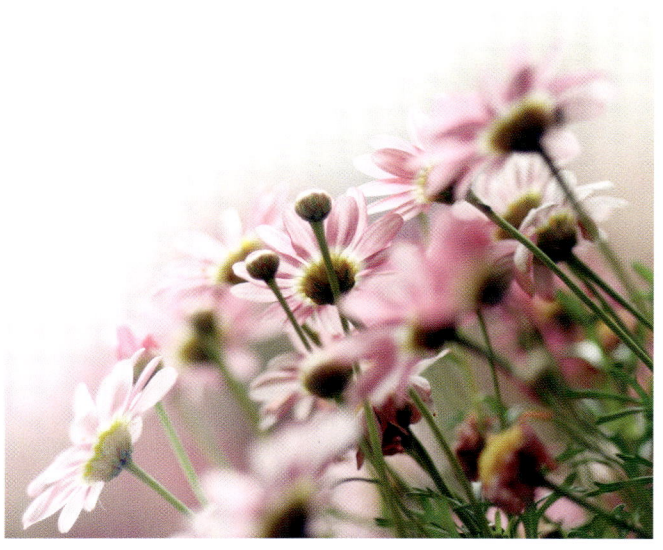

spiel von der Homöopathie, von Bachblüten oder auch von der Arbeit mit Edelsteinen. Hier spricht man dann in der Regel nicht mehr von einer physikalischen, sondern von einer feinstofflichen Wirkung.

Objektive und individuelle Wirkung

Physikalische Phänomene sind in der Regel objektiv nachvollziehbar. Das heißt, egal wer das Meßgerät hält, es zeigt immer denselben Wert an. Die Auswirkungen werden zwar möglicherweise subjektiv unterschiedlich empfunden, können aber trotzdem leicht von verschiedenen Menschen nachvollzogen werden. So verbrennt sich an einer heißen Herdplatte in der Regel jeder die Finger, wenn er sie berührt.

Je feiner eine Schwingung, desto individueller sind ihre Auswirkungen. Ein Grund dafür ist, daß die feinstoffliche Schwingungen vor allem über Resonanzphänomene wirken. Das heißt die Stärke eines Reizes ist sehr gering, aber dadurch, daß in dem betroffenen Menschen eine ähnliche Struktur existiert, wird die Schwingung verstärkt und kommt durch die eigene Reaktion erst richtig zur Wirkung.

Die richtigen Maßnahmen bei Elektrosmog

Strahlung und Elektrosmog wirken zuallererst physikalisch meßbar auf den physischen Körper, und daher helfen vor allem physikalische Maßnahmen, das heißt Abschalten oder Abschirmen; genauso, wie man die Herdplatte ausschalten muß, damit man sich daran nicht die Finger verbrennt. Da schützt kein Stein oder sonstige energetische Maßnahmen gegen Verbrennungen. Mit ihnen kann man wohl später die Brandblasen behandeln und die Schmerzen lindern. Nimmt man die Finger jedoch nicht von der Platte und schaltet man diese nicht ab, wird man sich weiter verbrennen, und auch die energetischen, feinstofflichen Heilmittel können nichts daran ändern.

Die Verwendung von Steinen bei Elektrosmog

Steine können also niemals die baubiologischen und physikalischen Maßnahmen und den achtsamen Umgang mit Strahlung und den modernen Technologien ersetzten.

Steine können Elektrosmog nicht abschirmen oder zum Verschwinden bringen, denn sie wirken nicht physikalisch sondern feinstofflich. Aber sie können uns körperlich und energetisch unterstützen.

Doch auch diese Wirkungen können sie nur optimal entfalten, wenn möglichst viele der »groben«, störenden physikalischen Reize beseitigt sind, die ansonsten die Reaktionsfähigkeit und Resonanzfähigkeit unseres energetischen Systems blockieren.

Steine können dann helfen

✦ verbleibende unvermeidliche Belastungen des modernen Lebens besser verträglich zu machen sowie Körper und Seele zu stärken.

✦ die Folgen früherer Belastungen zu mildern oder zu heilen.

Ihre Wirkung setzt dabei an Punkten im Organismus an, die von einer Elektrosmogbelastung in der Regel besonders in Mitleidenschaft gezogen werden (siehe »Die Auswirkungen von Elektrostreß«). Außerdem gibt es eine Reihe klassischer »Elektrosmogsteine«, die wir gesondert besprechen. Entsprechend sind die folgenden Kapitel eingeteilt.

Hinweise zur Beschreibung der Wirkung der Steine in den folgenden Kapiteln

Viele Steine kann man verschiedenen Kapiteln zuordnen, denn sie decken mehrere Bereiche der Wirkung von Elektrosmog ab. Entsprechend ihrer Hauptwirkung sind sie aber nur im jeweiligen Kapitel ausführlich beschrieben. In Klammern stehen in der Überschrift, neben dem Namen des besprochenen Steins, jeweils die Stichworte für das weitere Wirkungsspektrum, entsprechend den einzelnen Kapiteln. Zum Beispiel Achat im Kapitel »Schutz und Abgrenzung«: **Achat** (→ Immunsystem, Stabilität)

Am Ende jeden Kapitels finden Sie außerdem unter »Weitere Steine für...« diejenigen Steine, die in einem anderen Kapitel beschrieben, aber ebenfalls im Hinblick auf die besprochene Thematik wirkungsvoll sind. Das Kapitel, in dem der Stein ausführlich besprochen ist, ist in **halbfetter** Schrift hervorgehoben.

Zum Beispiel Granat im Kapitel über Regeneration: **Granat** (→ **Kraft und Vitalität**, Immunsystem, Stoffwechsel).

Klassische Elektrosmogsteine

In diesem Kapitel geht es um diejenigen Steine, die immer wieder im Zusammenhang mit Elektrosmog beschrieben werden. Meist werden sie generell gegen jegliche Art von Störungen eingesetzt, und es wird oft nicht zwischen Strahlungen aus dem Boden (sogenannte »geopathogene Belastungen«) und physikalischer Strahlung durch Elektrosmog unterschieden. Vor allem bei diesen klassischen Elektrosmogsteinen gibt es viele Falschinformationen und Mythen, die sich hartnäckig halten, und jede Menge Mißverständnisse über ihre Anwendung.

Bergkristall

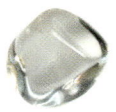

Als die Verwendung von Bergkristall zum Schutz vor Bildschirmstrahlung aufkam, glaubte man, er würde die Strahlung bündeln und ableiten. Es wurden größere oder kleinere Kristallspitzen auf den Bildschirmen befestigt, so daß die Spitze vom Betrachter wegzeigte. Tatsächlich ist es so, daß Bergkristallspitzen Energie von der Basis in Richtung Spitze leiten können. Vor allem bei energetischen Behandlungen macht man sich diese Eigenschaft, Energie zu bündeln und über die Spitze wieder abzugeben, zu nutze. Auch Licht wird im Kristall entsprechend gebündelt und geleitet. Leider trifft dies für andere Strahlungen nicht in dem Maße zu, d. h. elektrische und elektromagnetische Strahlung, wie sie von Bildschirmen oder anderen Geräten abgestrahlt wird, kann vom Bergkristall nicht auf die gewünschte Art und Weise abgeleitet werden. Ungünstig plaziert, kann Bergkristall das Problem sogar noch verstärken.

Da Bergkristall von sich aus neutral ist, kann er Informationen sehr gut aufnehmen, speichern und weitergeben. Das heißt, ein Bergkristall, der auf einer »Störzone« steht, verstärkt im ungünstigsten Fall negative Schwingungen noch und verteilt sie im ganzen Raum. Er strahlt sie dabei nicht nur über die Spitze, sondern auch über die Kanten ab. Die technisch meßbare, physikalischen Strahlung verändert sich dabei natürlich genauso wenig im negativen wie im vorhin beschrieben im positiven Sinn – hier ändert sich nichts. Die feinstofflichen Informationen der Störung hingegen werden unter Umständen verstärkt und können das gesamte Raumklima belasten. *Deshalb sollte man Bergkristalle nie auf Störzonen, egal welcher Art, stellen und ihren Standort zuvor mit geeigneten Mitteln austesten.*

Möchte man das Raumklima günstig beeinflussen, kann man einen Bergkristall auf eine positive Zone im Raum stellen, so daß er deren Qualitäten abstrahlt.

Man kann ihn aber auch als Handschmeichler, Kette oder Anhänger bei sich tragen. Da eine Elektrosmogbelastung den Körper vor allem viel zusätzliche Kraft kostet, können hier die Eigenschaften des Bergkristalls sehr positiv wirken. Als neutraler Energiespender wirkt er stärkend auf Körper und Geist und macht so weniger anfällig für negative äußere Einflüsse. Er verbessert die Wahrnehmung und macht klar und bewußt. So kann man zum Beispiel Störungen aus dem Umfeld besser erkennen und hat die Möglichkeit, sie schneller zu beseitigen, bevor sie größeren Schaden anrichten können.

Auch der Einsatz spezieller Bergkristalle kann sehr hilfreich sein:

Der sogenannte **Dow-Kristall** gleicht Energiemangel und -überschuß im Organismus aus und stärkt dessen Selbstorganisation. **Fadenquarz** stärkt besonders die Selbstheilungskräfte. **Mediale Kristalle** verbessern die Wahrnehmung des Körpers und seiner Bedürfnisse. **Sammelkristalle** wirken aufbauend, helfen Kraft zu sammeln und mit der eigenen Energie zu haushalten. Sie helfen Energieüberschüsse abzuleiten und klären die Raumatmosphäre. **Tabularkristalle** steigern alle körperlichen Kräfte und **Transmitterkristalle** verbessern die Kommunikation mit dem Körper.

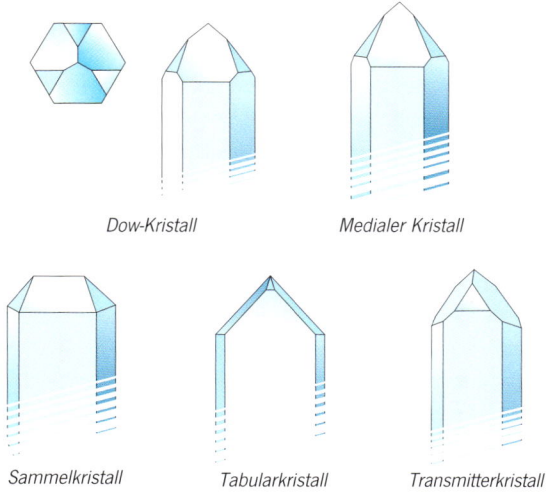

Dow-Kristall   *Medialer Kristall*

Sammelkristall   *Tabularkristall*   *Transmitterkristall*

Bergkristall kann auch hervorragend gemeinsam mit anderen Steinen eingesetzt werden, da er deren Kräfte noch verstärkt.

Rosenquarz

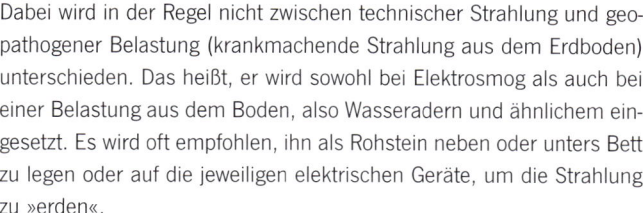

Neben dem Bergkristall ist auch der Rosenquarz ein bekannter Stein, der gern zum Entstören verwendet wird.

Dabei wird in der Regel nicht zwischen technischer Strahlung und geopathogener Belastung (krankmachende Strahlung aus dem Erdboden) unterschieden. Das heißt, er wird sowohl bei Elektrosmog als auch bei einer Belastung aus dem Boden, also Wasseradern und ähnlichem eingesetzt. Es wird oft empfohlen, ihn als Rohstein neben oder unters Bett zu legen oder auf die jeweiligen elektrischen Geräte, um die Strahlung zu »erden«.

Der Begriff »erden« ist allerdings in diesem Zusammenhang etwas irreführend. Tatsächlich kann man elektrische und elektromagnetische Felder erden und sie damit abschirmen. Jedoch kann dies, physikalisch betrachtet, ein Stein niemals leisten. Auch aus energetischer Perspektive ist mir diese Betrachtung nicht ganz klar.

Davon abgesehen, ist der Rosenquarz ein toller Stein. Wenn man ihn mit Rute oder Pendel analysiert, stellt man fest, daß er fast ausschließlich positive Schwingungen ausstrahlt. Das heißt prinzipiell, daß er das Raumklima günstig beeinflussen und damit energetisch einen gewissen Ausgleich zu Störungen schaffen kann, die sich anderweitig nicht beseitigen lassen. Er macht damit eine Zeit lang die Störstrahlung für den Menschen verträglicher, indem er auf geistiger und seelischer Ebene harmonisierend wirkt.

Das Problem ist aber, daß seine Kapazität (wie bei jedem anderen Stein auch) in diesem Bereich begrenzt und damit irgendwann erschöpft ist. Je nach Stärke und Art der Strahlung, wirkt er nur Stunden oder Tage, dann verkehrt sich die Wirkung ins Gegenteil. Man muß also, um dieses Potential sinnvoll zu nutzen, seine Wirkung mindestens täglich überprüfen und ihn dann regelmäßig reinigen und entladen. Und auch hier gilt: Je weniger Strahlung überhaupt vorhanden ist, desto länger behält er seine positive Wirkung!

Somit bestätigt sich wieder eine alte Weisheit: Wirksame energetische Entstörung ist meist mindestens so aufwendig wie die Veränderung des Schlafplatzes oder physikalische, baubiologische Maßnahmen zur Verminderung der Strahlung. Außerdem kann sich die positive Wirkung des Rosenquarzes auf der energetischen Ebene längerfristig nur wirksam entfalten, wenn auf der materiellen Ebene die Strahlung so weit wie möglich schon durch geeignete Maßnahmen reduziert wurde. Der Rosenquarz sollte also ausschließlich in Kombination mit baubiologischen Maßnahmen zur Strahlungsreduktion eingesetzt werden. Dann kann er seine harmonisierende Wirkung optimal entfalten.

Beim Rosenquarz gilt es außerdem zu beachten, daß er eine Qualität abstrahlt, die wach macht. Man fand diese Schwingung erstmals an Plätzen römischer Wachtürme. Wer also Schwierigkeiten beim Ein- oder Durchschlafen hat, sollte den Rosenquarz nicht in die Nähe des Bettes legen!

Weitere Eigenschaften des Rosenquarzes: Er fördert die Empfindsamkeit, steigert das Einfühlungsvermögen, Liebesfähigkeit und Hilfsbereitschaft, harmonisiert den Herzrhythmus und stärkt das Herz.

Schwarzer Turmalin (Schörl)/ Turmalinquarz (Schörl in Quarz)

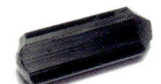

Schwarzer Turmalin gilt als klassischer Schutzstein, der grundsätzlich vor äußeren Einflüssen schützt.

Dies gilt aber in erster Linie für feinstoffliche Einflüsse.

Es wird häufig empfohlen, daß man ihn zwischen sich und die Strahlungsquelle also z. B. den Bildschirm legen soll. Da er aber, genau wie alle anderen Steine, Strahlung nicht wirklich physikalisch abschirmt, empfehlen wir, ihn am Körper zu tragen, wo er seine positive energetische Wirkung besser entfalten kann. Hat man alle baubiologisch möglichen Maßnahmen ausgeschöpft, kann der schwarze Turmalin helfen, den möglicherweise verbleibenden Rest an Strahlung verträglicher zu machen, indem er Blockaden im Energiefluß auflöst.

Zum Beispiel kann man den Turmalin hervorragend einsetzen, wenn man unterwegs ist und sich gezwungenermaßen in Räumlichkeiten aufhalten muß, die stark belastet sind. Hier kann eine Kette aus schwarzem Turmalin dem Körper helfen, die Strahlung für einen begrenzten Zeitraum besser zu kompensieren.

Alle Turmaline wirken grundsätzlich anregend auf den Energiefluß im Körper, ganz besonders aber der schwarze Turmalin. Er verbessert dabei auch die Verbindung und Kommunikation zwischen den unterschiedlichen Funktionsebenen im Organismus und allen Seinsbereichen. Er hilft, Geist, Seele, Verstand und Körper zu einer harmonischen Einheit zu verbinden – welch bessere Voraussetzung könnte es geben für ein gesundes Leben.

Eines der Hauptprobleme einer Elektrosmogbelastung ist, daß die Strahlung vor allem die Kommunikationsvorgänge im Körper empfindlich stört. Damit ein solch komplexes System wie der menschliche Körper funktioniert, müssen die Aktivitäten von Zellen, Organen und Organsystemen permanent Informationen austauschen, um sich miteinander zu koordinieren. Strahlung stellt hier einen empfindlichen Störimpuls dar, und optimaler Informationsaustausch wird verhindert. Dadurch kommt es zu Fehlsteuerungen, energetischen Blockaden und schließlich zu Krankheit.

Schwarzer Turmalin kann hier helfen, den Energiefluß und den gesunden Informationsaustausch wieder herzustellen bzw. größere Entgleisungen von vorneherein zu verhindern.

Durch seine schwarze Farbe stärkt er außerdem vor allem die Fähigkeit zur Abgrenzung. Auch seine übrigen Eigenschaften passen gut zu den Symptomen, die von einer Elektrosmogbelastung hervorgerufen werden können: Er lindert Streß, hilft bei Verspannungen und Schmerzen und fördert den Schlaf.

Beim **Turmalinquarz** sind feine Turmalinnadeln in Bergkristall eingelagert. Prinzipiell wirkt er ähnlich wie der schwarze Turmalin. Er löst

Streß, Anspannung und Verhärtungen. Mehr als dieser noch wirkt er außerdem belebend, aktivierend und aufbauend. Damit hilft er, das richtige Gleichgewicht zwischen Spannung und Entspannung zu finden. In diesem Zustand ist der Körper optimal in der Lage, auf äußere Einflüsse angemessen zu reagieren und Störungen auszugleichen.

Rauchquarz/Morion

Rauchquarz entsteht unter dem Einfluß radioaktiver Strahlung, die vom Umgebungsgestein abgegeben wird. Er macht unempfindlicher gegen Strahleneinflüsse und lindert Strahlenschäden. Außerdem wirkt er generell stark spannungslösend und gilt als der klassische Stein bei Streß.

Gerade durch Elektrosmog gerät der Körper in einen Dauerstreß, eine Art permanenten Alarmzustand, der anhält, bis alle Kräfte erschöpft sind. Erste Symptome sind oft Unruhe, Gereiztheit und Nervosität, Schlafstörungen, Verspannungen, Kopfschmerzen und Verdauungsbeschwerden. Daraus resultieren dann in der Regel ein chronischer Erschöpfungszustand und Immunschwäche, die weiteren schwerwiegenden Erkrankungen Tür und Tor öffnen.

Hier kann der Rauchquarz helfen, die Spannungen zu lösen. Er erhöht die Belastbarkeit und stärkt die Nerven. Damit wird man unempfindlicher für alle Einflüsse von außen.

Der Rauchquarz ist ein Stein, der gut bei akuten Symptomen einer Strahlenbelastung eingesetzt werden kann. Langfristig kann er aber starke Belastungen nicht kompensieren. Man sollte also auf Dauer trotzdem nicht versäumen, die Ursachen für den Streß zu beseitigen, d. h. die Strahlenbelastung möglichst so weit zu reduzieren, daß der Körper auch ohne Hilfe damit zurechtkommt.

Der **Morion** ist ein besonders dunkler, fast schwarzer Rauchquarz, der besonders starker Strahlung ausgesetzt war und daher für den Einsatz bei Strahleneinflüssen besonders gut geeignet ist.

Rauchquarz sollte über längere Zeit direkt am Körper getragen werden. Er kann auch auf schmerzende oder verspannte Stellen aufgelegt werden. Zur Entspannung helfen zwei größere Trommelsteine oder Kristalle, die in je einer Hand gehalten werden.

Tektit

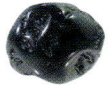

Tektit entsteht beim Aufprall eines großen Meteoriten auf die Erde. Sowohl der Meteorit als auch das getroffene irdische Gestein verdampfen schlagartig. Durch die Explosion werden geschmolzene Gesteinsspritzer herausgeschleudert, die im Flug erstarren.

Tektit fördert die Erkenntnis, ein geistiges Wesen zu sein, und stärkt das Einfühlungsvermögen und die Hellsichtigkeit. Er bringt Spontanität, Impulsivität, neue Ideen und befreit von Sorgen und Verhaftung an materielle Dinge.

Auf Belastungen durch Elektrosmog, besonders Hochfrequenz (Handys, Schnurlostelefone), scheint Tektit einen sehr positiven Einfluß zu haben. Kinesiologische Tests zeigen, daß der Körper während eines Handytelefonats anscheinend weniger stark auf die Strahlung reagiert, wenn man einen Tektit bei sich trägt. Er scheint also, zumindest für eine gewisse Zeitspanne, die Strahlenverträglichkeit zu verbessern. Er hilft die Strahlung besser zu kompensieren, was aber nicht heißt, daß die Strahlung nun unschädlich wäre und dies den Körper keine Kraft kostet. Auf Dauer und bei häufiger Anwendung führt eine Strahlenbelastung auch mit dem Tektit zu einer Erschöpfung der körperlichen Kräfte. So kann man den Tektit verwenden, um mit unvermeidbaren Belastungen im Einzelfall besser zurechtzukommen, sollte aber dadurch nicht verleitet werden, sich unnötigerweise und sorglos vermehrt schädlicher Strahlung auszusetzen!

Generell scheint Tektit bei allen starken körperlichen, seelischen und geistigen Belastungen zu helfen, sich sozusagen »auszuklinken«. Man kann ihn also verwenden, um bei starken Belastungen für eine gewisse

Zeit einen Freiraum zu schaffen und damit Zeit zum Handeln zu gewinnen. Das funktioniert aber nicht dauerhaft und entbindet einen nicht von der Notwendigkeit, die Ursachen der Belastung anzugehen und zu beseitigen.

Auf der körperlichen Ebene fördern Tektite Heilungsprozesse, indem sie Krankheitsursachen bewußtmachen, und helfen insbesondere bei Infektionskrankheiten.

Hinweis: Bei einer Testung des Steinheilkunde e. V. ergab sich, daß der Tektit latente Erkrankungen aktivieren kann. Dies ist zwar letztendlich als Heilungsprozeß zu betrachten, kann aber unangenehm sein, wenn man nicht damit gerechnet hat.

Einschlafschwierigkeiten und gestörte Schlafphasen lassen sich mit dem Tektit sehr gut lindern und heilen. Hier kann man Tektit-Wasser vor dem Schlafengehen trinken und zusätzlich eine Tektiten unter das Kopfkissen legen.

Immunsystem

Ein wichtiges Thema im Zusammenhang mit Elektrosmog ist die Stärkung des Immunsystems. Elektrosmog schwächt nachgewiesenermaßen die Immunabwehr und öffnet somit Infekten und schwerwiegenden Krankheiten Tür und Tor.

Die Funktion des Immunsystems ist sehr komplex und verschiedene Aspekte auf körperlicher, seelischer und geistiger Ebene tragen dazu bei. Deswegen finden Sie hier auch kein eigenes Kapitel zu diesem Thema, denn die Themen der folgenden Kapitel sind alle zusammen letztendlich die tragenden Pfeiler eines gesunden und funktionsfähigen Immunsystems.

Es gibt viele Steine, die das Immunsystem stärken. Sie tun das in der Regel unter einem der in den folgenden Kapiteln beschriebenen Aspekte und sind dann auch dort ausführlich beschrieben.

Schutz und Abgrenzung

Die Fähigkeit sich abzugrenzen spielt für die Gesundheit und das Wohlbefinden eines Lebewesens eine entscheidende Rolle. Je besser man sich abgrenzen kann, desto besser ist man vor äußeren Einflüssen geschützt. Am leichtesten kann man dies auf der körperlichen Ebene nachvollziehen. Hier sind Haut und Schleimhäute dafür verantwortlich, daß keine Fremdstoffe in den Körper eindringen. Ist die Haut verletzt, oder können die Schleimhäute ihre Funktion nicht richtig erfüllen, können Krankheitserreger in den Körper eindringen und ihn schädigen. Aber auch seelisch und geistig muß man sich von äußeren Einflüssen abgrenzen können, um gesund zu bleiben. Dabei hängen die verschiedenen Ebenen eng zusammen. Die Erfahrung zeigt, daß Menschen, die eine gute Fähigkeit haben, sich emotional und geistig abzugrenzen, meist auch ein gutes Immunsystem haben und durch äußere Einflüsse nicht so schnell aus dem Gleichgewicht gebracht werden. Damit reagieren sie auch in der Regel weniger sensibel auf Elektrosmog.

Nachfolgend sind nun einige Steine beschrieben, die die Abgrenzungsfähigkeit auf der körperlichen, seelischen und geistigen Ebene fördern können. Die meisten von ihnen stärken damit auch das Immunsystem.

Achat (→ Immunsystem, Stabilität)

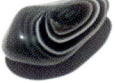

Die Welt der Achate ist sehr vielfältig, und je nach ihrer Signatur oder Zeichnung wirken sie auf unterschiedliche Körperbereiche. Zum Schutz vor Elektrosmog eignen sich vor allem gleichmäßig schalig gebänderte Achate. Sie gleichen die Aura und die energetischen Körper aus und sorgen so auch auf einer feinstofflichen Ebene für eine starke und schützende Hülle.

    Achat fördert Verinnerlichung, Sammlung, Konzentration und die bewußte Verarbeitung unserer Lebenserfahrungen. Dadurch läßt er uns

wachsen und geistig reifen und führt zu innerer Stabiliät und Realitätssinn. Er löst innere Spannungen, vermittelt Schutz, Geborgenheit und
Sicherheit und macht damit stabiler gegenüber äußeren Einwirkungen.
Generell vermittelt er eine logisch-pragmatische und gut geerdete Lebenseinstellung.

Thundereggs, auch Sternachate oder Amulettsteine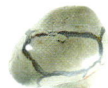
genannt, regen außerdem die Leber (Entgiftung) und das
Immunsystem an. Sie stabilisieren die körperliche und
seelische Konstitution.

Glimmer (→ Entgiftung)

Alle Mineralien der Glimmergruppe sowie reichlich glimmerhaltige
Gesteine sind gute Schutzsteine. Sie helfen, sich abzugrenzen, und fördern die eigene Identität und Eigenständigkeit. Zusätzlich wirken sie
entgiftend.

Besonders interessant im Zusammenhang mit den Symptomen einer
Elektrosmogbelastung sind die folgenden glimmerhaltigen Steine:

Biotit (→ Stoffwechsel, Entgiftung)

Biotit-Linsen gelten in ihrer Heimat Portugal als traditio-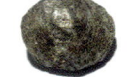
nelle Schutzsteine. Biotit stärkt den Willen zur Selbstver-
wirklichung und hilft, sich von Fremdbestimmung und Ansprüchen
anderer zu befreien. Er motiviert, eigene Ideen in die Tat umzusetzen,
und Entscheidungen zu treffen. Körperlich wirkt er wie alle glimmerhaltigen Steine entgiftend, er gleicht Übersäuerung aus und wirkt damit
auch gut bei Rheuma, Gicht und Ischiasbeschwerden.

Lepidolith (Lithiumhaltiger Glimmer)

(→ Stoffwechsel, Entgiftung)

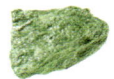

Lepidolith schützt vor äußerer Beeinflussung und hilft, sich abzugrenzen. Er fördert Eigenständigkeit und Selbstdisziplin. Bei Schmerzzuständen, die im Zusammenhang mit einer Elektrosmogbelastung auftreten können, kann Lepidolith lindernd eingesetzt werden, da er bei Nervenschmerzen, z. B. Ischias und Gelenkbeschwerden hilft.

Er wirkt außerdem entgiftend, ausgleichend bei Übersäuerung und regt Reinigungsprozesse der Haut und des Bindegewebes an.

Fuchsit (→ Immunsystem, Entgiftung)

Fuchsit ist ein chromhaltiger Glimmer. Er hilft sich abzugrenzen und gleichzeitig jedoch aufmerksam gegenüber der Umwelt zu bleiben. Man kann Sorgen aus einer gewissen Distanz betrachten, ohne sie zu negieren. Er fördert die kreative Lösung von Problemen und hält geistig und körperlich beweglich. Wichtig außerdem bei einer Elekrosmogbelastung: Fuchsit stärkt das Immunsystem und fördert die Entgiftung. Er lindert plötzlich auftretende schmerzhafte Entzündungen und hilft bei Allergien und anderen Erkrankungen, die Hautausschläge mit Juckreiz und Schuppenbildung hervorrufen.

Besonders interessant im Zusammenhang mit Elektrosmog ist auch der **Fuchsit mit Rubin**, da er die schützende und entgiftende Wirkung des Fuchsit mit der vitalisierenden und stärkenden Kraft des Rubin verbindet (siehe auch Rubin S. 36).

Aventurin (→ Harmonisierung und Ausgleich, Immunsystem, Entgiftung)

Aventurin ist ein quarz- und fuchsithaltiges Gestein und gehört damit ebenfalls zu den glimmerhaltigen Steinen. Er ist ausführlich im Kapitel »Harmonisierung und Ausgleich« beschrieben.

Heliotrop (→ Immunsystem, Kraft, Stoffwechsel, Entgiftung)

Heliotrop ist ein grüner Chalcedon mit Einsprengseln von gelbem und rotem Jaspis. Er hilft sich zu schützen, abzugrenzen und unerwünschte Einflüsse fernzuhalten. Er gibt Fexibilität und Anpassungsfähigkeit, ohne den eigenen Standpunkt zu verlieren. Bei Erschöpfung und Müdigkeit spendet er Kraft, mildert aber gleichzeitig Gereiztheit und Nervosität. Körperlich ist der Heliotrop außerdem einer der besten immunstärkenden Steine, vor allem bei akuten Infektionen. Er regt den Lymphfluß und den Stoffwechsel an, entgiftet und neutralisiert Übersäuerung.

Serpentin (→ Harmonisierung und Ausgleich, Stoffwechsel)

Ebenfalls ein klassischer Schutzstein ist der Serpentin. Aufgrund seines schichtartigen Aufbaus stärkt er die eigene Abgrenzungsfähigkeit. Körperlich wirkt er krampflösend und gegen Übersäuerung. Außerdem hilft er, Stimmungsschwankungen auszugleichen, und vermittelt inneren Frieden.

Türkis (→ Harmonisierung und Ausgleich, Stoffwechsel, Entgiftung)

Einer der bekanntesten traditionellen Schutzsteine ist der Türkis. Er macht unempfindlicher gegen äußere Einflüsse, indem er die eigene Identität stärkt und Energiereserven mobilisiert. Er macht einem bewußt, daß man selbst Ursache über das eigene Leben und Schicksal ist, und hilft einem, die Kraft und den Mut zu finden, Veränderungen herbeizuführen, wenn es nötig sein sollte. So hilft er, das Leben in die Hand zu nehmen und aus eigener Kraft zu meistern. Türkis gleicht außerdem Stimmungsschwankungen aus. Körperlich wirkt er schmerzlindernd, krampflösend, entzündungshemmend, entgiftend und entsäuernd, was sich auch auf viele Symptome einer Elektrosmogbelastung positiv auswirkt.

Weitere Steine für Schutz und Abgrenzung:

Jade (Jadeit/Nephrit) (→ Harmonisierung und Ausgleich, Stoffwechsel, Ausscheidung)

Stärkung der Lebensenergie – Kraft und Vitalität

Eine Belastung mit Elektrosmog kostet den Körper und letztendlich auch die Seele Kraft. Die folgenden Steine können helfen, für einen begrenzten Zeitraum Kräfte zu mobilisieren, ohne dabei zu stark anregend zu wirken und den Streß zu verstärken. Sie schenken Vitalität und die Tatkraft, belastende Situationen besser zu meistern.

Die Anwendung dieser Steine ist auch dann sinnvoll, wenn die Elektrosmogbelastung schon eine längere Zeit bestanden hat und der Dauerstreß bereits zu schwerwiegenderen Erkrankungen oder einer weitgehenden Erschöpfung der körperlichen und seelischen Kräfte geführt hat.

Granat (→ Immunsystem, Regeneration, Stoffwechsel) Granat wirkt generell aufbauend und stärkt die Widerstandskraft. Er stärkt den Willen und gibt in Krisenzeiten Ausdauer und Durchhaltevermögen, Mut und Vertrauen. Er hilft einem, das Licht am Ende des Tunnels zu sehen, wenn scheinbar gar nichts mehr geht, und hilft einem, sich immer wieder neu zu überwinden, das Notwendige zu tun.

Viele Menschen kommen durch eine starke Elektrosmogbelastung irgendwann einen Punkt, wo sie nicht mehr weiterwissen, vor allem, wenn diese Belastung nicht erkannt wird und die Ärzte keine Ursache für die zum Teil gravierenden Beschwerden finden können. Viele Patienten landen dann austherapiert in der Psycho-Ecke und verlieren jede Hoffnung auf Hilfe und Besserung. Hier kann der Granat wieder Hoffnung und Zuversicht wecken. Er kann helfen, einen eigenen Weg zur Genesung zu finden und auch gegen äußere Widerstände zu gehen.

Körperlich stärkt Granat vor allem die Regenerationskraft des Körpers und beseitigt energetische Blockaden. Er regt den Stoffwechsel an und verbessert die Zusammensetzung der Körperflüssigkeiten. Er stabilisiert den Kreislauf, stärkt das Immunsystem und beschleunigt die Heilung innerer und äußerer Wunden.

Rubin (→ Immunsystem, Stoffwechsel)

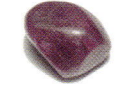

Der Rubin schenkt Kraft und Lebensfreude, Vitalität und Dynamik, ohne daß man dabei in Hyperaktivität verfällt.
Er stärkt die Leistungsfähigkeit und das Selbstbewußtsein. Er hilft bei Mutlosigkeit und Erschöpfung, die auch als Folge einer langanhaltenden Belastung, zum Beispiel mit Elektrosmog, auftreten können. Er kann auch neue Initiative und Handlungsbereitschaft bei Menschen wecken, die schon sehr viel versucht haben, um ihre Leiden zu lindern, und keine Hoffnung mehr haben, daß es irgend etwas geben könnte, das ihnen hilft.

Körperlich regt er Milz, Nebennieren und den Kreislauf an. Er unterstützt das Immunsystem und hilft bei Infektionskrankheiten. Generell aktiviert er auch den gesamten Stoffwechsel und kann helfen, die Reaktionsfähigkeit des Organismus wiederherzustellen, so daß auch andere naturheilkundliche Maßnahmen wieder eine bessere Wirkung zeigen.

Roter Jaspis

Roter Jaspis macht dynamisch und tatkräftig aber nicht so impulsiv wie der Rubin. Er regt den Kreislauf und den

Energiefluß im Körper an. Jaspis fördert Willenskraft, Konfliktbereitschaft und Mut, so daß es einem leichter fällt, notwendige Veränderungen vorzunehmen und begonnene Therapien auch umzusetzen und durchzuhalten.

Hämatit

Hämatit gibt Kraft, Vitalität und Lebendigkeit. Er ist ein Stein, der fast ausschließlich auf der körperlichen Ebene wirkt. Er verbessert die Eisenaufnahme im Darm, die Bildung roter Blutkörperchen und verbessert so die Sauerstoffversorgung des gesamten Organismus.

Tigereisen

Tigereisen besteht aus sich abwechselnden Schichten von Tigerauge, Jaspis und Hamätit und verbindet so die positiven Eigenschaften dieser Steine optimal miteinander. Es steigert die Vitalität, gibt Kraft, Dynamik und Ausdauer und hilft somit zuverlässig bei Energiemangel, Müdigkeit und Erschöpfung. Es fördert die Aufnahme von Eisen und die Bildung von roten Blutkörperchen und verbessert so die Versorgung des Körpers mit Sauerstoff. Tigereisen wirkt schnell und kann so auch bei akuten Leistungstiefs eingesetzt werden.

Mookait (→ Immunsystem, Stabilität)

Mookait ist ein Hornstein, das heißt ein Gemenge von Opal und Jaspis. In Australien wird er von den Ureinwohnern immer noch als kraftspendender Heilstein eingesetzt.

Er bringt Tatkraft und Dynamik verbunden mit innerer Sammlung, Ruhe und Ausgeglichenheit. Er vermittelt Lebendigkeit, die sich in harmonischer Aktivität verwirklicht, ohne die Ressourcen des Körpers zu strapazieren. Man findet das richtige Maß und tut nur so viel, wie einem wirklich guttut. So können Ideen und Projekte mit Spaß und Freude verwirklicht werden.

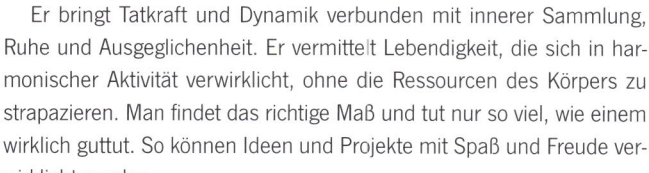

Körperlich regt er in erster Linie die Blutreinigung in Leber und Milz an. Er stärkt die Vitalität des Körpers und das Immunsystem. Er hilft, die Gesundheit langfristig zu stabilisieren. Wie Jaspis erhöht auch Mookait die Vitalität und Kraft des ganzen Körpers. Damit er seine Wirkung voll entfalten kann, sollte man ihn längere Zeit tragen.

Stärkung der Mitte – Stabilität

Belastende Situationen kann man am besten meistern, wenn man sich der eigenen Ressourcen bewußt ist und sich innerlich ruhig und gesammelt den Herausforderungen stellt. Die im Folgenden beschriebenen Steine stärken die eigene Mitte und Erdverbundenheit. Sie fördern Gelassenheit, Stabilität und Ausdauer und geben damit die optimale Grundlage, um Umweltbelastungen ganz allgemein besser Paroli bieten zu können.

Baumachat (→ Immunsystem)

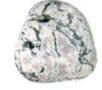

Baumachat vermittelt Beharrlichkeit, Sicherheit, Stabilität und Ausdauer auch in unangenehmen Situationen und macht einem die eigene Stärke bewußt. So hilft er, Herausforderungen anzunehmen und zu meistern. Er fördert die Vitalität des Körpers und eine stabile Gesundheit. Baumachat stärkt die Widerstandskraft und das Immunsystem und hilft bei Infektanfälligkeit. Um seine Wirkung zu entfalten, sollte er über eine längere Zeit getragen werden.

Brauner und gelber Jaspis (→ Immunsystem)

Brauner und gelber Jaspis fördern vor allem Ausdauer und Durchhaltevermögen. Sie bringen Sammlung und innere Ruhe und stärken langfristig das Immunsystem. Sie helfen besonders bei Erkrankungen des Darms und der Verdauungsorgane.

Versteinertes Holz (→ Stoffwechsel)

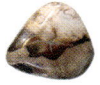

Versteinertes Holz fördert den Realitätssinn und bringt einen auf den Boden der Tatsachen zurück.

Es bewirkt Zentrierung und ruhige Sammlung, um dann nachhaltig Kräfte freisetzen zu können, ohne die eigenen Reserven zu erschöpfen. Es hilft einem, auf die Signale des Körpers zu hören, bringt Wohlbefinden und die Freude an den einfachen Dingen des Lebens.

Körperlich stabilisiert Versteinertes Holz die Gesundheit und bringt gleichermaßen Energie wie auch Erholung. Es aktiviert den Stoffwechsel und beruhigt die Nerven.

So kann es bei Überdrehtheit, Unruhe und Nervosität, die als Streßsymptome eines überlasteten Körpers bei Elektrosmogbelastung häufig auftreten, sehr wohltuend und hilfreich wirken.

Opalisiertes versteinertes Holz fördert außerdem die Entschlackung und Ausscheidung.

Weitere Steine für Stabilität:

Achat (→ **Schutz und Abgrenzung**, Immunsystem)
Sternachat (→ **Schutz und Abgrenzung**, Immunsystem, Entgiftung)
Mookait (→ **Kraft und Vitalität**, Immunsystem)
Ozeanjaspis (→ **Regeneration**, Immunsystem, Entgiftung)

Regeneration

Eine Belastung mit Elektrosmog kann einen Menschen an die Grenze der körperlichen und seelischen Belastbarkeit bringen und auf Dauer auch schwere Krankheiten auslösen. Besonders, wenn gesundheitliche Beeinträchtigungen länger andauern und die Ursachen spät oder gar nicht erkannt werden, gewinnen oft Erschöpfung und Resignation die Oberhand. Hier gibt es einige Steine, die helfen, neuen Mut zu fassen und die Regenerationskräfte des Organismus auf körperlicher und seelischer Ebene anzuregen.

Ozeanjaspis (→ Immunsystem, Stabilität, Entgiftung)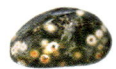
Ozeanjaspis ist eigentlich mineralogisch kein Jaspis, sondern ein quarzhaltiger Rhyolit, das heißt ein vulkanisches Gestein. Manchmal wird er auch Ozeanachat genannt.

Er fördert eine positive Lebenseinstellung, macht belastbar und gelassen, indem er einem hilft, sich selbst so anzunehmen, wie man ist. Der Ozeanjaspis fördert außerdem einen erholsamen Schlaf. Körperlich stärkt er die Regenerationsfähigkeit und fördert die Zellerneuerung. Er unterstützt das Immunsystem und die Entgiftung und hilft bei Grippe, hartnäckigen Erkältungen, Zysten und Tumoren. Damit wird er ebenfalls zu einem wertvollen Helfer, um die Folgen einer Elektrosmogbelastung zu lindern.

Epidot (→ Immunsystem)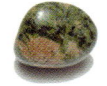
Epidot läßt einen den eigenen Zustand erkennen und macht die tatsächliche Realität bewußt. Er fördert maßvolle
Veränderungsprozesse und die Geduld, der es für die realistische Umsetzung der eigenen Wünsche und Ziele bedarf. Er fördert außerdem Erholung und Regeneration auf allen Ebenen: körperlich, seelisch und geistig. Er stärkt die Leistungsfähigkeit und die Konstitution, wirkt grundlegend aufbauend und stärkend und unterstützt alle Heilungsprozesse. So stabilisiert Epidot auch das Immunsystem, regt die Lebertätigkeit und Verdauung an.

Epidot kann sehr erfolgreich als aufbauender Stein nach schweren Erkrankungen oder starken Belastungen eingesetzt werden. Hier gibt er auch die Geduld für den Genesungs- und Aufbauprozeß und läßt einen die eigenen Möglichkeiten realistisch einschätzen, so daß man sich nicht gleich wieder überfordert und Rückschläge erleidet.

Zoisit (→ Immunsystem, Stoffwechsel, Entgiftung)

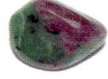

Zoisit hilft, Resignation und destruktiver Geisteshaltungen zu überwinden. Er macht kreativ und schöpferisch und hilft, das eigene Leben selbst in die Hand zu nehmen. Er fördert die Entwicklung eigener Wünsche und Ideen und hilft dabei, sich aus Anpassung und Fremdbestimmung zu befreien.

Körperlich regt der die Regenerationskraft der Zellen und des gesamten Organismus an und fördert die Erholung nach großen Belastungen und schweren Krankheiten. Er hilft außerdem bei der Entgiftung und neutralisiert Übersäuerung. Zoisit hemmt Entzündungen und stärkt das Immunsystem.

Zoisit ist auch häufig als **Rubin mit Zoisit** im Handel. Beide Steine ergänzen sich in ihrer Wirkung sehr gut, auch in der Anwendung bei Problemer mit Elektrosmog.

Zoisit entfaltet seine Wirkung langsam und sollte deshalb längere Zeit mit direktem Hautkontakt getragen werden.

Weitere Steine für Regeneration:

Granat (→ Kraft, Immunsystem, Stoffwechsel)

Brauner Turmalin (Dravit) (→ Harmonisierung und Ausgleich, Stoffwechsel, vegetatives Nervensystem)

Smaragd (→ Entgiftung, Stoffwechsel, Immunsystem, Harmonisierung und Ausgleich)

Harmonisierung und Ausgleich

Eine Elektrosmogbelastung ist ein starker Störimpuls, der Körper und Seele aus dem Gleichgewicht bringt. Die Regulationssysteme des Körpers spielen verrückt, und langfristig wirkt sich das auch auf das seelische Gleichgewicht aus. Eine Elektrosmogbelastung begünstigt Extreme –

zum Beispiel Überreaktionen des Immunsystems in Form von Allergien und Autoimmunerkrankungen oder Immunschwäche, Hormon-Über- oder Unterproduktion, oft auch verbunden mit starken Stimmungsschwankungen, und Vieles mehr. In solchen Fällen können die im folgenden beschriebenen Steine ausgleichend wirken und helfen, körperliche und seelische Überreaktionen zu harmonisieren.

Jade (Jadeit/Nephrit) (→ Schutz und Abgrenzung, Stoffwechsel, Ausscheidung)

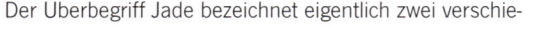

Der Überbegriff Jade bezeichnet eigentlich zwei verschiedene Steine, die sich aber mineralogisch und in ihrer Wirkung sehr ähnlich sind: Jadeit und Nephrit. Jadeit ist ausgesprochen selten, die meisten im Handel befindlichen Steine, die als Jade bezeichnet werden, sind Nephrit.

Jade enthält verschiedenste Mineralstoffe, darunter sowohl anregende als auch beruhigende. So sorgt sie im Leben für den notwendigen Ausgleich, für Aktivität bei zu viel Trägheit und für Ruhe bei Überlastung und Gereiztheit. Sie vermittelt langfristig einen stabilen Zustand inneren Gleichgewichts, und man entwickelt ein Gespür für das rechte Maß aller Dinge. Dabei macht die Jade durchaus auch geistig aktiv und handlungsfreudig. Sie hilft außerdem, die eigene Identität zu stärken, und gilt als traditioneller Schutzstein gegen äußere Angriffe.

Körperlich regt Jade die Nierenfunktion an und gleicht damit den Waser-, Salz- und Säure-Basen-Haushalt aus. Sie regt das Nervensystem an und reguliert die Funktion der Nebennieren. Damit wirkt sie ausgleichend auf die Produktion der Streßhormone Adrenalin und Noradrenalin, die den Körper in Alarmbereitschaft versetzen. Die vermehrte Ausschüttung dieser Hormone spielt oft eine wichtige Rolle bei der Reaktion auf Elektrosmog. Hier kann die Jade ausgleichend wirken und gleichzeitig die Reaktionsfähigkeit des Organismus wieder herstellen, so daß der Körper Krankheiten besser begegnen kann und Therapieblockaden, wie sie oft bei einer Elektrosmogbelastung auftreten, aufgelöst werden.

Turmalin (→ Stoffwechsel, vegetatives Nervensystem)

Der Turmalin ist einer der vielfältigsten Steine des Mineralreichs. Er kommt in vielen unterschiedlichen Farben vor. Deshalb besitzen Turmaline, je nach Farbe, ein sehr großes Spektrum an Heilwirkungen. Im Zusammenhang mit Ausgleich und Harmonisierung ist für uns vor allem der mehrfarbige Turmalin von Interesse. Dieser hilft Geist, Seele, Verstand und Körper zu einer harmonischen Einheit zu verbinden. Er macht durchlässig und flexibel, regt
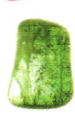

den Energiefluß in den Meridianen an und hilft, Blockaden aufzulösen. Körperlich wirkt er aufbauend und belebend bei Schwächezuständen. Er harmonisiert Nerven, Stoffwechsel, Hormondrüsen und das Immunsystem.

Bei mehrfarbigen Turmalinen kommen vor allem Kombinationen aus den folgenden Farben in Frage:

Rubellit (roter Turmalin) verbessert den Energiefluß und die Leitfähigkeit der Nerven. Er stärkt die Funktion der Geschlechtsorgane und fördert die Durchblutung und die Blutreinigung in Milz und Leber. **Verdelith (grüner Turmalin)** stärkt außerdem das Herz und wirkt entgiftend. Er fördert die Ausscheidung. **Dravit (braun-gelber Turmalin)** regt die Regenerationskraft der Zellen, Gewebe und Organe an.

Amazonit (→ vegetatives Nervensystem, Stoffwechsel)

Körperlich reguliert der Amazonit Stoffwechselstörungen und wirkt entspannend und krampflösend. Er stärkt die Nerven und harmonisiert das vegetative Nervensystem und die inneren Organe. Seelisch und geistig gleicht der Amazonit Stimmungsschwankungen aus. Er wirkt beruhigend und gibt Vertrauen. Außerdem stärkt er die Selbstbestimmung und hilft, sich aus dem Gefühl zu lösen, Opfer eines bösen Schicksals zu sein. So regt er an, das eigene Leben selbst in die Hand zu nehmen.

Aventurin (→ Immunsystem, Entgiftung, Schutz und Abgrenzung)

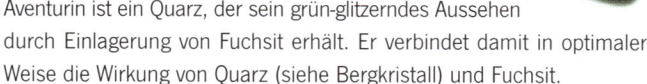

Aventurin ist ein Quarz, der sein grün-glitzerndes Aussehen durch Einlagerung von Fuchsit erhält. Er verbindet damit in optimaler Weise die Wirkung von Quarz (siehe Bergkristall) und Fuchsit.

Der Aventurin hat sich immer wieder bei der Vorbeugung und der Heilung von Strahlenschäden bewährt. Er macht resistenter gegen Strahlenbelastung und lindert schnell Folgebeschwerden wie z. B. Kopf- und andere Schmerzen, angegriffene Nerven, vegetative Störungen und Hautreizungen.

Er hilft bei Nervosität, Streß und Schlafstörungen, entspannt körperlich und seelisch und hilft einem, sich von äußeren Einflüssen und Ansprüchen freizumachen. Diese Eigenschaften machen ihn auch unter diesem Aspekt zu einem hervorragenden Helfer bei einer Elektrosmogbelastung, die Körper und Seele unter Dauerstreß setzt und damit oft zu den obengenannten Symptomen führt. Der Aventurin hilft vor allem auch Menschen, die sehr hohe Ansprüche an sich selbst stellen und dazu neigen, sich zu überfordern. Er hilft außerdem abzuschalten, wenn man sich zu viele Gedanken macht und wegen einer möglichen Belastung und deren Folgen sehr besorgt ist.

Weitere Steine für Harmonisierung und Ausgleich:

Serpentin (→ Schutz und Abgrenzung, Stoffwechsel)
Smaragd (→ Entgiftung, Stoffwechsel, Immunsystem, Regeneration)
(Rosenquarz → Klassische Elektrosmogsteine)
(Sonnenstein → *Stärkung des vegetativen Nervensystems*)
(Bernstein → *Stärkung des vegetativen Nervensystems*)

Stärkung des vegetativen Nervensystems

Ametrin (→ Stoffwechsel, vegetatives Nervensystem)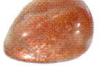
Ametrin ist die Verbindung von Amethyst und Citrin in
einem Stein. Er bringt Kreativität, Optimismus und Lebensfreude und verbessert die Kontrolle über das eigene Leben. Im seelischen Bereich fördert er Harmonie und emotionales Wohlbefinden, die
auch in belastenden Situationen Bestand haben. Körperlich wirkt er reinigend, und er aktiviert den Zellstoffwechsel, der oftmals durch eine
Elektrosmogbelastung stark gestört ist. Er stärkt außerdem das vegetative Nervensystem und harmonisiert das Zusammenspiel der inneren
Organe. Damit harmonisiert und vitalisiert er den gesamten Organismus.

Sonnenstein (→ Harmonisierung)
Sonnenstein regt die Selbstheilkräfte an. Er stimuliert
das vegetative Nervensystem und sorgt für ein harmoni-
sches Zusammenwirken aller Organe. Seelisch und geistig bringt der
Sonnenstein Lebensfreude und Optimismus. Er wirkt stimmungsauf-
hellend und antidepressiv, steigert das Selbstwertgefühl und das Selbstvertrauen.

Bernstein (→ Harmonisierung)
Bernstein vermittelt Sorglosigkeit, Fröhlichkeit und Vertrauen. Er gibt ein sonniges Gemüt und stärkt den Glauben
an sich selbst. So in sich ruhend, kann man dann auch flexibel auf äußere
Umstände reagieren, ohne die eigene Mitte zu verlieren. Körperlich hilft
Bernstein bei Gelenkbeschwerden und stärkt die Schleimhäute. Er fördert die Wundheilung, hilft bei Magen-, Milz und Nierenbeschwerden
und wirkt positiv auf Leber und Galle.

Weitere Steine zur Stärkung des vegetativen Nervensystems:

Amazonit (→ Harmonisierung und Ausgleich, Stoffwechsel)
Turmalin (→ Harmonisierung und Ausgleich, Stoffwechsel)

Stoffwechsel und Entschlackung

Unter Stoffwechsel versteht man die Aufnahme, den Transport und die chemische Umwandlung von Stoffen in einem Organismus und die Abgabe von Stoffwechselprodukten an die Umgebung. Dazu gehören zum Beispiel Atmung, Verdauung und viele andere Prozesse im Körper, bei denen ein Stoff in einen anderen umgewandelt wird. Diese Vorgänge sind zum Teil sehr komplex und können durch eine Elektrosmogbelastung gestört werden. Dann entstehen vermehrt Abfallprodukte aus unvollständig oder nicht optimal abgelaufenen Umwandlungsprozessen, wie zum Beispiel freie Radikale und schädliche Säuren. Diese Abfallprodukte werden nicht allein über das Blut, sondern vor allem auch durch das »weiße Blut«, die Lymphe transportiert.

Diese befindet sich in den Zwischenräumen der Zellen im sogenannten Bindegewebe und wird über die Lymphbahnen zu den Ausscheidungsorganen transportiert. Stoffwechselendprodukte werden ebenfalls im Bindegewebe zwischengelagert und dort von der Lymphe aufgenommen. Fallen jedoch zu viele Abfallprodukte an, »verstopft« das Bindegewebe und die Lymphe kann diese giftigen Abfallprodukte nicht mehr zur Ausscheidung bringen – das Gewebe verschlackt und der Organismus übersäuert. So sind ein funktionierender Stoffwechsel und ein guter Lymphfluß unabdingbare Voraussetzungen zur Erhaltung der Gesundheit.

Wie oben schon erwähnt, kann eine Elektrosmogbelastung die Stoffwechselvorgänge empfindlich stören und damit auch den Lymphfluß beeinträchtigen. Elektrosmog fördert damit die Übersäuerung des

Gewebes mit den bekannten Folgen: Schmerzen, Verspannungen, Müdigkeit, chronische Entzündungen, Immunschwäche, Haarausfall, Osteoporose, Förderung von Krebsgeschehen und vieles mehr.

Im folgenden sind einige Steine beschrieben, die bei diesen Problemen hilfreich sein können.

Die Chalcedon-Familie

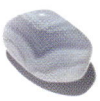

Generell vermitteln Chalcedone Leichtigkeit, Offenheit, Kontaktfreudigkeit und Verständnis, und sie verbessern die Kommunikationsfähigkeit.

Der **blaue Chalcedon,** als bekanntester Vertreter der vielfältigen Chalcedon-Familie, fördert die Flexibiliät, hilft Widerstände abzubauen und vermittelt innere Ruhe.

Körperlich regen der blaue und der gebänderte Chalcedon den Fluß der Körperflüssigkeiten und vor allem der Lymphe an und helfen so z. B. Wassereinlagerungen im Gewebe (Ödeme) abzubauen, Stoffwechsel- abfallprodukte auszuscheiden und das Immunsystem zu stärken. Möchte man zusätzlich die Herztätigkeit unterstützen, kann man auch den **rosa Chalcedon** verwenden. Bei niedrigem Blutdruck wirkt der **rote Chalcedon** kreislaufanregend.

Kupferchalcedon regt außerdem den Kupferstoffwechsel und die Entgiftungsprozesse der Leber an.

Dendritenachat (→ Entgiftung)

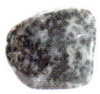

Der **Dendritenachat** wirkt entgiftend und fördert die Ausscheidung von Schlacken, unvollständig umgesetzten Stoffwechselprodukten, aus dem Gewebe.

Opalith (→ Entgiftung)

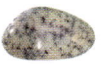

Opalith fördert die Gesellikeit und den guten Kontakt zu Umwelt und Mitmenschen. Körperlich stärkt er die

Schleimhäute. Er regt die Lungenfunktion an, fördert die Sauerstoffaufnahme und hilft bei festsitzenden Erkältungen oder Schädigung durch Rauchen. Er fördert Entschlackung, Entgiftung und Ausscheidung, reinigt Bindegewebe, Darm und Schleimhäute.

Weitere Steine für Stoffwechsel und Entschlackung:

Türkis (→ Schutz und Abgrenzung, Entgiftung)

Heliotrop (→ Schutz und Abgrenzung, Immunsystem, Kraft, Entgiftung)

Serpentin (→ Schutz und Abgrenzung, Harmonisierung und Ausgleich)

Granat (→ Regeneration, Immunsystem)

Zoisit (→ Regeneration, Immunsystem, Entgiftung)

Rubin in Zoisit (→ Regeneration, Immunsystem, Entgiftung, Kraft und Vitalität)

Ametrin (→ vegetatives Nervensystem, Harmonisierung, Entgiftung)

(Bunter Turmalin → Ausgleich und Harmonisierung, *Immunsystem, vegetatives Nervensystem*)

(Amazonit → Ausgleich und Harmonisierung, *vegetatives Nervensystem*)

Entgiftung und Ausscheidung

Oftmals entsteht eine besondere Sensibiliät für Elektrosmog auch durch eine Mehrfachbelastung des Körpers mit verschiedenen giftigen Stoffen. Dazu gehören zum Beispiel Schwermetallbelastungen aus der Umwelt oder durch Amalgamfüllungen. Aus diesem Grund bringt eine Entgiftung des Körpers meist eine merkliche Entlastung. Die hier genannten Steine können helfen, einen solchen Prozeß in Gang zu setzen. Wir haben vor allem solche Steine ausgewählt, die in diesem

Bereich eher sanft wirken und in der Regel keine heftigen Entgiftungs-
reaktionen hervorrufen, beziehungsweise eher körperlich und seelisch
stabilisierend wirken. Trotzdem sollte man vorsichtig sein, wenn man
bereits unter schwerwiegenden Erkrankungen leidet oder wenn
bekannt ist, daß man stark mit Giftstoffen belastet ist, da während der
Entgiftung des Organismus bestehende Symptome sich drastisch verschlimmern, oder Symptome früherer Erkrankungen erneut auftreten
können. In einem solchen Fall sollte man vorsichtshalber einen Arzt
oder Heilpraktiker zu Rate ziehen, wenn man diese Steine verwenden
möchte.

Chrysopras (→ Stoffwechsel und Entschlackung)

Der Chrysopras gehört zur Familie der Chalcedone.
Damit verbessert er ebenfalls die Fließeigenschaften der
Körperflüssigkeiten und vor allem der Lymphe und fördert die Ent-
schlackung.

Durch die Einlagerung von Nickel, das ihm auch seine apfelgrüne
Farbe verleiht, wirkt er außerdem stark entgiftend. Selbst die Ausscheidung von Schwermetallen und anderen schwerlöslichen Stoffen wird
angeregt. Dazu unterstützt er hervorragend die Lebertätigkeit. Er hilft
bei Folgekrankheiten von Vergiftungen, bei Allergien, Hauterkrankungen
und Rheuma.

Auch auf der seelischen und geistigen Ebenen wirkt der Chrysopras
reinigend und lösend. Er hilft, belastende Erlebnisse zu verarbeiten
und negative Gefühle zu überwinden, sich von belastenden Gedanken-
mustern zu lösen und seine Aufmerksamkeit auf positive Ereignisse zu
richten. Er schenkt Vertrauen und Geborgenheit in. Mit seiner Hilfe kann
man mit sich selbst ins Reine kommen und ein umfassendes Gefühl
der Stimmigkeit und eines tiefen Vertrauens als Teil eines größeren
Ganzen erleben, zu dem man entsprechend der eigenen Möglichkeiten
und Fähigkeiten beiträgt.

Granat grün (→ Stoffwechsel, Regeneration)

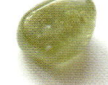

Die grünen Varietäten des Granats, Tsavorit und Uwa-rowit fördern besonders die Entgiftung und wirken ent-zündungshemmend. Vor allem Tsavorit bringt außerdem neue Kraft in mühseligen Lebensabschnitten und hilft, sich Problemen zu stellen und Schwierigkeiten zu überwinden.

Zur geistig-seelischen Wirkung siehe auch im Kapitel »Kraft und Vitalität« den Abschnitt über den Granat.

Smaragd (→ Stoffwechsel, Immunsystem, Regeneration, Harmonisierung)

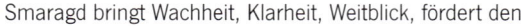
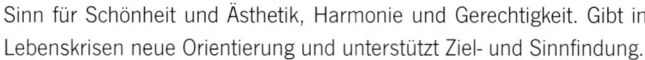

Smaragd bringt Wachheit, Klarheit, Weitblick, fördert den Sinn für Schönheit und Ästhetik, Harmonie und Gerechtigkeit. Gibt in Lebenskrisen neue Orientierung und unterstützt Ziel- und Sinnfindung.

Er beschleunigt geistiges Wachstum. Stärkt die Regenerationsfähig-keit. Smaragd wirkt besonders gut bei Entzündungen der oberen Atem-wege und Nebenhöhlen. Er regt die Leber an, fördert Entgiftung und Entsäuerung und hilft bei typisch sauren Erkrankungen wie Rheuma oder Gicht. Er lindert Schmerzen und stärkt das Immunsystem.

Weitere Steine für Entgiftung und Ausscheidung:

Türkis (→ Schutz und Abgrenzung, Stoffwechsel)

(Glimmer → Schutz und Abgrenzung)

Lepidolith (→ Schutz und Abgrenzung, Stoffwechsel und Entschlackung)

Fuchsit (→ Schutz und Abgrenzung, Immunsystem)

Aventurin (→ Schutz und Abgrenzung, Immunsystem)

Zoisit (→ Regeneration, Stoffwechsel, Immunsystem)

Rubin in Zoisit (→ Regeneration, Immunsystem, Stoffwechsel, Kraft und Vitalität)

Ozeanjaspis ($\rightarrow$ Stabilität, Immunsystem, Entgiftung, Regeneration)

Sternachat ($\rightarrow$ Stabilität, Immunsystem, Schutz und Abgrenzung)

Versteinertes Holz opalisiert ($\rightarrow$ Stabilität, Stoffwechsel und Entschlackung)

Jade (Jadeit/Nephrit) ($\rightarrow$ Harmonisierung und Ausgleich, Stoffwechsel)

Grüner Turmalin (Verdelith) ($\rightarrow$ Harmonisierung und Ausgleich, Stoffwechsel, vegetatives Nervensystem)

Wie findet man den richtigen Stein?

Der analytische Weg

Welcher Art sind Ihre Beschwerden und, wenn es mehrere sind, welche stehen im Vordergrund? Versuchen Sie zuerst die Auswahl der Steine anhand der übergeordneten Themen wie z. B. Schutz und Abgrenzung, Kraft und Stabilität, Regeneration usw. einzugrenzen und finden Sie dann innerhalb des Kapitels den Stein, der am besten zu Ihren Symptomen paßt. Im Anhang finden Sie auch einen Index aller Symptome und die dazu passenden Steine.

Der intuitive Weg

Wie wir zu Beginn schon festgestellt haben, beruht die Heilkraft von Steinen auf ihrer feinstofflichen Wirkung. In diesem Bereich spielt das Phänomen der Resonanz eine große Rolle.

Resonanz kommt vom lateinischen »resonare«, was »mitschwingen« bedeutet.

Befinden sich zum Beispiel zwei Gitarren im selben Raum und schlägt man auf der einen eine Saite an, beginnt dieselbe Saite der anderen Gitarre mitzuschwingen und auch einen Ton zu erzeugen, sofern die beiden Saiten auf denselben Ton gestimmt sind. Das heißt, eine Saite regt die andere zum Mitschwingen an, und diese geht dabei in Resonanz.

Dasselbe gilt für lebende Organismen und in der feinstofflichen Heilkunde. Entspricht zum Beispiel die Schwingung eines Heilmittels genau einer Krankheit oder einem Symptom, so kann man auch mit sehr feinen Schwingungen, die physikalisch nicht mehr meßbar sind, einen großen Effekt erzielen. Die Wirkungen der Homöopathie und der Bachblüten beruhen auf diesem Prinzip. Den allergrößten Effekt und tiefgreifende Heilung auf allen Ebenen erzielt man dann, wenn dann auch noch die Schwingung des Heilmittels mit der »Gestimmtheit«, dem Charakter und der momentanen geistig-seelischen Verfassung des Patienten, korrespondiert. Hier hat man dann maximale Resonanz auf der körperlichen, der seelischen und der geistigen Ebene.

Um nun also den richtigen Stein oder die richtigen Steine für den eigenen Bedarf zu finden, kann man sich dieses Resonanzprinzip zunutze machen. Resonanz kann jeder spüren. Es ist das Gefühl, daß man sich spontan und ohne darüber nachzudenken von etwas angesprochen fühlt. Man denkt zum Beispiel: »Oh ja, genau das ist es«, oder findet etwas einfach anziehend oder interessant. Man bleibt an einem Satz oder dem Anblick von etwas hängen und fängt vielleicht an, darüber nachzudenken. Oder man spürt es auch ganz einfach körperlich. Als ein Gefühl im Bauch oder in der Herzgegend.

Diesem Gefühl oder dem ganz spontanen Interesse sollte man dann folgen. Vielleicht haben Sie im Lauf der Lektüre dieses Büchleins bereits solche Momente gehabt. Versuchen Sie, sich daran zu erinnern, welche Steine oder Stichworte das waren. Wenn nicht, gehen sie

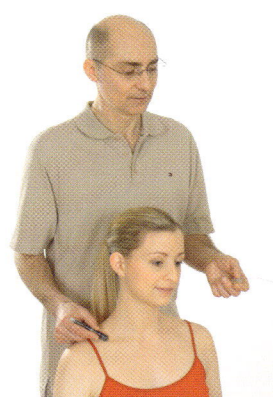
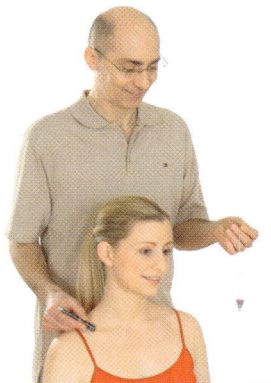

Test mit der Einhandrute   Test mit dem Pendel

nochmal alle übergeordneten Themen durch, und wählen Sie eines oder zwei aus. Lesen Sie sich dann die Beschreibung der Steine noch einmal durch und achten Sie darauf, welcher Stein Sie spontan am meisten anspricht.

Mit Hilfe von Pendel und Einhandrute kann man Resonanz auch sichtbar machen. Dies ist vor allem sinnvoll, wenn man noch nicht so viel Erfahrung damit hat, auf die eigene Intuition und die feinen Signale des Körpers und der Seele zu achten. Kann man also mit Pendel oder Einhandrute umgehen, ist dies ebenfalls eine gute Möglichkeit, den richtigen Stein über das intuitive Vorgehen zu finden.

Die besten Ergebnisse bringt meist die Kombination von analytischem und intuitivem Vorgehen. Wenn beides zusammenpaßt, hat man in der Regel den optimalen Stein gefunden.

Manchmal geht das ganz leicht, und man weiß sofort, was man will und braucht, manchmal fällt es einem aber auch schwer, Prioritäten zu setzen, und zu viele Steine scheinen zu passen. Dann kann es sinnvoll sein, die Hilfe eines professionellen Edelsteinberaters in Anspruch zu nehmen. Adressen, unter denen Sie gut ausgebildete Berater in Ihrer Region finden können, finden Sie im Anhang.

Die Anwendung von Steinen

Es gibt viele Möglichkeiten Steine anzuwenden. Für unsere Zwecke empfehlen wir den passenden Stein für einige Zeit mit Hautkontakt am Körper zu tragen. Zum Beispiel aufgeklebt als Trommelstein oder Kristall, als Anhänger oder Kette. Die Dauer der Anwendung ist individuell sehr unterschiedlich und hängt auch von der Art des Steins ab. Manche Steine entfalten ihre Wirkung relativ schnell, andere muß man länger tragen, um eine Wirkung zu spüren.

Generell sollte man einen Stein so lange tragen, bis die Symptome verschwunden sind, oder solange man sich damit wohlfühlt. Manchmal ist der Stein dann irgendwann weg, geht verloren, oder man denkt einfach nicht mehr, daran ihn zu benutzen. Dies könnte dann der Zeitpunkt sein, sich zu fragen, ob er nun seinen Dienst getan hat.

Reinigung

Steine, die man über längere Zeit trägt, sollte man regelmäßig physisch und energetisch reinigen. Zur physischen Reinigung kann man sie einige Zeit unter fließendes Wasser halten. Für die energetische Reinigung verwendet man z. B. ein Stück einer Amethyst- oder Rauchquarzdruse, die zusätzlich noch den Vorteil hat, daß sie die Steine energetisch wieder auflädt. Eine andere Möglichkeit ist, die Reinigung durch Salz. Man kann die Steine dazu 3 - 4 Stunden (nicht länger!) in ein Schälchen mit trockenem Kristallsalz gelegt. Die meisten Steine vertragen das gut, manchmal kann es allerdings zu einem Abstumpfen der Oberfläche bei glänzend polierten Steinen führen. Wer ganz sichergehen will, legt die Steine in ein Schälchen, das wiederum in einer größeren Schale mit dem Salz steht. So haben die Steine keinen direkten Kontakt zum Salz, werden aber trotzdem gereinigt. Ausführliche Informationen zum Reinigen und

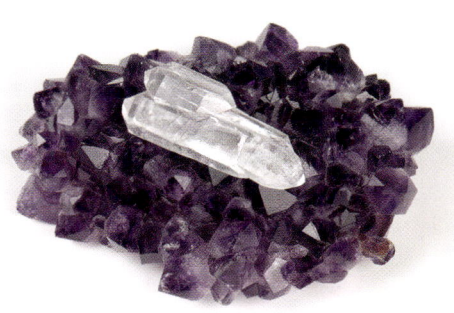

Aufladen von Steinen finden Sie in dem Büchlein »Reinigen, Aufladen, Schützen« von Michael Gienger, das ebenfalls in der Edition Cairn Elen bei Neue Erde erschienen ist.

Entstörgeräte mit Steinen

Es werden inzwischen unzählige Hilfsmittel zur Entstörung von Erdstrahlen oder Elektrosmog angeboten, die mit Steinen arbeiten. Sie enthalten meist Trommelsteine oder Granulat der oben beschriebenen klassischen Entstörsteine einzeln oder in Kombination. Dabei gibt es mit Turmalingranulat gefüllte Matten zum unter das Bett Legen, mit Steinen gefüllte Pyramiden, Rohsteine, Anhänger und Amulette usw.

Manche dieser Dinge sind durchaus mit einer guten Absicht hergestellt, viele sind aber leider auch eine Mogelpackung: billigster Trommelsteinmix mit Heißkleber »zusammengepappt« in einen Stecker aus dem Baumarkt montiert und überteuert verkauft.

Viele der angebotenen Hilfsmittel sind zu aufwendig und teuer, kosten meist mehrere Hundert Euro. Hier stimmt für mich das Preis-Leistungsverhältnis nicht. Sinnvoller ist es unserer Meinung nach, das Geld statt in teure und oft unwirksame Entstörgeräte in eine baubiologische Untersuchung zu investieren.

In der Regel reicht ein Rohstein oder Trommelstein für die Wirkung aus, die man mit Steinen erzielen kann. Braucht man mehr, leistet eine Kette oft gute Dienste. Mehr an Menge und Preis ist hier nicht unbedingt mehr an Leistung. Da Steine niemals tatsächlich die Strahlung verringern oder abschirmen können, sondern auf einer energetischen Ebene wirken, bringen aufwendige Konstruktionen oder kiloweise Steine unterm Bett in der Regel nicht mehr an Entstörung als ein ganz normaler Stein von guter Qualität.

Milz Bernstein, Mookait, Rubin, roter Turmalin

Müdigkeit Hämatit, Heliotrop, Rubin, Tigereisen

Nebenhöhlen Smaragd

Nebennieren Jade, Rubin

Nerven Amazonit, Lepidolith, Jade, Rauchquarz, Turmalin, Versteinertes Holz

Nervosität Aventurin, Heliotrop, Serpentin

Niere Bernstein, Jade, Serpentin

Realitätssinn Achat, Epidot, Versteinertes Holz

Regeneration Epidot, Granat, Ozeanjapis, Rubin in Zoisit, Smaragd, brauner Turmalin, Zoisit

Schlaf Aventurin, Ozeanjapis, Tektit

Schleimhäute Bernstein, Opalith

Schmerzen Berkristall, Lepidolith, Rauchquarz, Türkis, Turmalin, Turmalinquarz

Schutz und Abgrenzung Achat, Aventurin, Glimmer, Heliotrop, Jade, Serpentin, Schwarzer Turmalin, Türkis

Selbstbestimmung Amazonit, Ametrin, Türkis, Zoisit

Selbstvertrauen Bernstein, Rubin, Sonnenstein

Selbstüberwindung Granat

Stabilität Achat, Sternachat, Baumachat, Bernstein, Mookait, Ozeanjaspis, Versteinertes Holz

Stimmungsschwankungen Amazonit, Serpentin, Türkis

Stoffwechsel Amazonit, Ametrin, Chrysopras, Dendritenachat, Granat, Heliotrop, Opalith, Serpentin, Rubin, Turmalin, Türkis, Versteinertes Holz

Streß Aventurin, Charoit, Rauchquarz, Serpentin, schwarzer Turmalin

Tatkraft Ametrin, Charoit, Granat, Jade, Jaspis, Mookait, Rubin, roter Jaspis

Übersäuerung Charoit, Glimmer, Heliotrop, Serpentin, Smaragd, Türkis, Zoisit

Vegetatives Nervensystem Amazonit, Ametrin, Bernstein, Charoit, Sonnenstein, Turmalin

Verdauung Epidot, brauner und gelber Jaspis

Verschlackung Chalcedone, Chrysopras, Opalith, Versteinertes Holz opalisiert

Vertrauen Amazonit, Bernstein, rosa Chalcedon, Chrysopras, Dendritenachat, Granat, Lepidolith

Willenskraft Granat, Mookait, Rubin, roter Jaspis

Wundheilung Bernstein, Granat

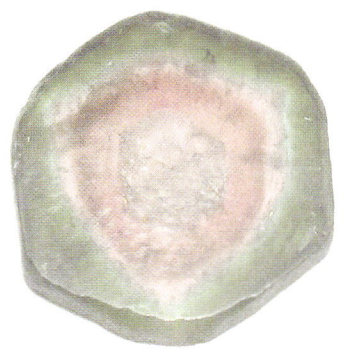

Elektrosmog – Messung und Beratung:

FreiRaum
Hegelstraße 38
72108 Rottenburg/N.
Tel.: 07472-282238
Fax: 07472-916418
Internet: www.newerla.de
Email: post@newerla.de

Qualifizierte Baubiologen in Ihrer Nähe:

IBN
Institut für Baubiologie+Oekologie
Holzham 25
D-83115 Neubeuern
Tel.: 0 80 35 – 20 39
Fax: 0 80 35 – 81 64
Internet: www.baubiologie-ibn.de

VDB
Berufsverband Deutscher Baubiologen e.V.
Oberwiesenthaler Straße 18
91207 Lauf bei Nürnberg
Tel.: 0 91 23 – 98 40 12
Fax: 0 91 23 – 98 40 13
Internet: www.baubiologie.net
E-mail: netzwerk@baubiologie.net

Qualifizierte Edelsteinberater und Infos zu Steinen:

Cairn-Elen Lebensschule
Ansprechpartnerin: Dagmar Fleck
Roßgumpenstr. 10
72336 Balingen-Zillhausen
Tel.: 07435-919932
(Mo 9.00-12.00, Do 9-00-12.00 und 14.30-16.30 Uhr)
Fax: 07435-919931 (immer)
Internet: www.cairn-elen.de
Email: info@cairn-elen.de

Links mit weiteren Infos zum Thema:

www.ohne-elektrosmog-wohnen.de
Gut gestaltetes, gemeinsames Portal verschiedener Anbieter von
Abschirmmaßnahmen mit grundlegenden Informationen zum Thema.

www.mobilfunk-buergerforum.de
www.buergerwelle.de

Wie gefährlich ist die Strahlung für mich?

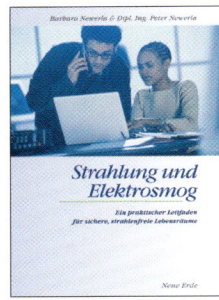

Der Ingenieur für Nachrichtentechnik, Geomantie-Experte und Umweltanalytiker Peter Newerla steuerte das Fachwissen bei, das Barbara Newerla, selbst geomantische Praktikerin, in leicht faßlicher Form aufbereitete. So entstand ein Buch, das uns verständlich macht, was Strahlung eigentlich ist, was es mit Elektrizität auf sich hat und wie sich nach neuesten Erkenntnissen Strahlen und Wellen auf Lebewesen auswirken.

Auf der Basis dieses Grundwissens werden alle im täglichen Leben relevanten technischen Strahlenquellen mit Gefahrenpotentialen und Schutzmaßnahmen vorgestellt.

Der letzte Teil des Buches erläutert in leicht nachzuvollziehenden Schritten, wie man selbst mit einfachen Mitteln einen gesunden Schlafplatz und ein strahlungsarmes Wohn- und Arbeitsumfeld gestalten kann und welche Möglichkeiten es gibt, den Körper zu stärken, um verbleibende Belastungen besser tolerieren zu können. Zudem zeigt es auf, welche Hilfestellungen durch professionelle Berater und Helfer sinnvoll und möglich sind.

In einem Gebiet, wo viele Ängste und Halbwissen grassieren, bietet dieses Buch zuverlässige Orientierung und Hilfestellung.

Barbara Newerla, Dipl. Ing. Peter Newerla

Strahlung und Elektrosmog

Ein praktischer Leitfaden für sichere, strahlenfreie Lebensräume

Klappenbr., 256 Seiten, mit vielen Fotos, Grafiken und Tabellen

ISBN 978-3-89060-267-7

Die wichtigsten Informationen zu 430 Steinen

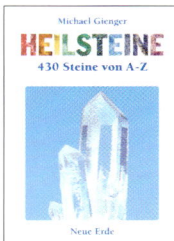

Ein umfassendes Verzeichnis aktueller Heilsteine. Knapp und übersichtlich und doch sorgfältig und genau wird jeder Stein in Wort und Bild vorgestellt: Mineralogie, Indikationen (körperlich, seelisch, mental und geistig), Literaturverweis und Verfügbarkeit.

Michael Gienger

Heilsteine – 430 Steine von A-Z

Pb. 96 Seiten, Taschenformat, mit 430 Farbfotos
ISBN 978-3-89060-059-8

Alles zum richtigen Umgang mit Heilsteinen

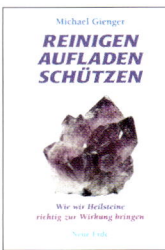

Steine können heilen. Aber sie können auch krankmachen: Ein Stein, der heilt, kann die Information der Krankheit aufnehmen und an den nächsten Anwender weitergeben. Daher müssen Steine, die für die Heilung eingesetzt oder längere Zeit getragen werden, immer wieder gereinigt werden. In diesem kleinen praktischen Ratgeber hat der Heilstein-Experte Michael Gienger alle von ihm und seinen zahlreichen Helfern vielfach erprobten Methoden zur Reinigung, Entladung und Aufladung von Heilsteinen zusammengestellt.

Michael Gienger

Reinigen – Aufladen – Schützen

Wie wir Heilsteine richtig zur Wirkung bringen
Pb., 64 Seiten, Taschenformat, durchgehend farbig illustriert
ISBN 978-3-89060-277-6

Bücher von NEUE ERDE im Buchhandel

Im deutschen Buchhandel gibt es mancherorts Lieferschwierigkeiten bei den Büchern von NEUE ERDE. Dann wird Ihnen gesagt, dieses oder jenes Buch sei vergriffen. Oft ist das gar nicht der Fall, sondern in der Buchhandlung wird nur im Katalog des Großhändlers nachgeschaut. Der führt aber allenfalls 50% aller lieferbaren Bücher. Deshalb: Lassen Sie immer im VLB (Verzeichnis lieferbarer Bücher) nachsehen, im Internet unter www.buchhandel.de

Alle lieferbaren Titel des Verlags sind für den Buchhandel verfügbar.

Sie finden unsere Bücher in Ihrer Buchhandlung oder im Internet unter **www.neue-erde.de**

Bücher suchen unter: www.buchhandel.de. (Hier finden Sie alle lieferbaren Bücher und eine Bestellmöglichkeit über eine Buchhandlung Ihrer Wahl.)

Bitte fordern Sie unser Gesamtverzeichnis an unter

NEUE ERDE GmbH
Cecilienstr. 29 · D-66111 Saarbrücken
Fax: 0681 390 41 02 · info@neue-erde.de

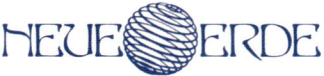